医疗器械管理与创新实践

施海峰◎主编

中国商业出版社

图书在版编目（CIP）数据

医疗器械管理与创新实践 / 施海峰主编. -- 北京 : 中国商业出版社, 2025. 3. -- ISBN 978-7-5208-3378-3

Ⅰ. R197.39

中国国家版本馆CIP数据核字第2025W118F1号

责任编辑：许启民

策划编辑：武维胜

中国商业出版社出版发行

（www.zgsycb.com 100053 北京广安门内报国寺1号）

总编室：010-63180647　编辑室：010-83128926

发行部：010-83120835/8286

新华书店经销

北京厚诚则铭印刷科技有限公司印刷

*

710毫米×1000毫米　16开　8印张　152千字

2025年3月第1版　2025年3月第1次印刷

定价：58.00元

＊　＊　＊　＊

（如有印装质量问题可更换）

前　言

在当今医疗技术飞速发展的时代，医疗器械作为医疗服务体系中的关键要素，其管理水平直接关系医疗质量、患者安全以及医疗行业的可持续发展。从临床诊断到治疗干预，从日常医疗运营到前沿医学研究，医疗器械的身影无处不在，它们在提升医疗效率、改善诊疗效果方面发挥着不可替代的作用。

本书全面剖析医疗器械管理的核心环节，探究创新实践的应用。第一章从医疗器械管理系统设计与开发入手，梳理工作流程，设计医疗设备和医用耗材物流管理子系统，构建信息化架构，提升管理的规范性与效率。第二章聚焦医疗器械企业质量管理体系评价，阐述评价体系概念、特点与构建路径，分享核查经验与项目管理应用，助力企业提升产品质量与竞争力。第三章研究医疗器械企业战略成本管理理论，结合行业现状分析并给出实施建议，助力企业平衡成本控制与战略发展。第四章探讨医疗器械采购管理，涉及风险管理、信息化管理及实施策略，保障采购安全高效。第五章展示管理创新的多元视角，涵盖营销、标准、合规及UDI追溯管理创新，为行业注入活力。

本书旨在为医疗行业从业者、企业管理者及研究人员提供参考，推动医疗器械管理创新，助力医疗事业发展。

目　　录

第一章　医疗器械管理系统设计与开发

第一节　医疗器械管理工作流分析和系统设计

随着医疗技术的飞速发展，医疗器械的种类和数量不断增加，其在医疗服务中的作用越发重要。高效的医疗器械管理不仅能提高医疗设备的利用率，降低医疗成本，还能保障医疗服务的质量和安全。然而，传统的医疗器械管理方式多依赖人工操作，存在流程烦琐、信息传递不及时、数据准确性差等问题，难以满足现代医疗管理的需求。因此，对医疗器械管理工作流进行分析，并设计一套高效的医疗器械管理系统具有重要的现实意义。

一、医疗器械管理工作流分析

下面分别对医疗设备管理及医用耗材管理工作流的主要内容，进行重点示例分析。

（一）医疗设备的申请、审批与购置

万元以下医疗设备通过 OA 申请，不需经医疗器械管理系统审批。万元以上医疗设备的请购，需按照医疗设备购置年度计划审批流程办理。各临床业务科室根据医疗、科研、教学工作需要，每年底编报下一年度医疗设备采购计划，经科室管理核心小组集体讨论，逐项填写医疗设备请购表，交申请科室主管职能科、申请科室主管院领导、医疗设备科、财务科、医疗设备主管院领导审核后汇总，由医疗设备科组织召开医疗器械管理委员会专题会议，并邀请医院药械采购监督委员会派员参与监督，医疗器械管理委员会委员对年度计划进行投票表决，医疗设备科根据投票结果编制出年度计划初稿，报院领导办公会讨论审批，通过后正式成为医疗设备年度采购计划。

经批准的医疗设备购置年度计划，医疗设备采购需按照医疗设备采购论证流程执行。由医疗设备科根据采购计划安排，分批在院内外网上公示，并与申请科

室共同做好产品资料收集、召开产品介绍会、外出参观考察等论证工作，确认有3个以上品牌产品满足需求，不足3个品牌产品满足需求的，由申请科室书面说明理由，医疗设备科核实后，报主管院领导批准。由医疗设备科组织召开院内购前采购论证（谈判）会，由论证（谈判）小组与供应商进行议价谈判，原则上按照符合用户需求、同档产品、首选低价的原则产生首选品牌。申请科室不同意选择低价品牌的，需说明理由，由论证（谈判）小组成员采用投票方式产生首选品牌。申请科室还有异议的，书面说明理由报院领导办公会审批。申请科室所述的说明理由必须真实可靠，且有循证依据。紧急采购的，按审批权限报院领导批准后直接采购；属于政府采购范围内的项目还应遵守政府采购的有关规定，严格执行政府采购流程，以政府采购结果为准。万元以上设备购置流程如图1–1所示。

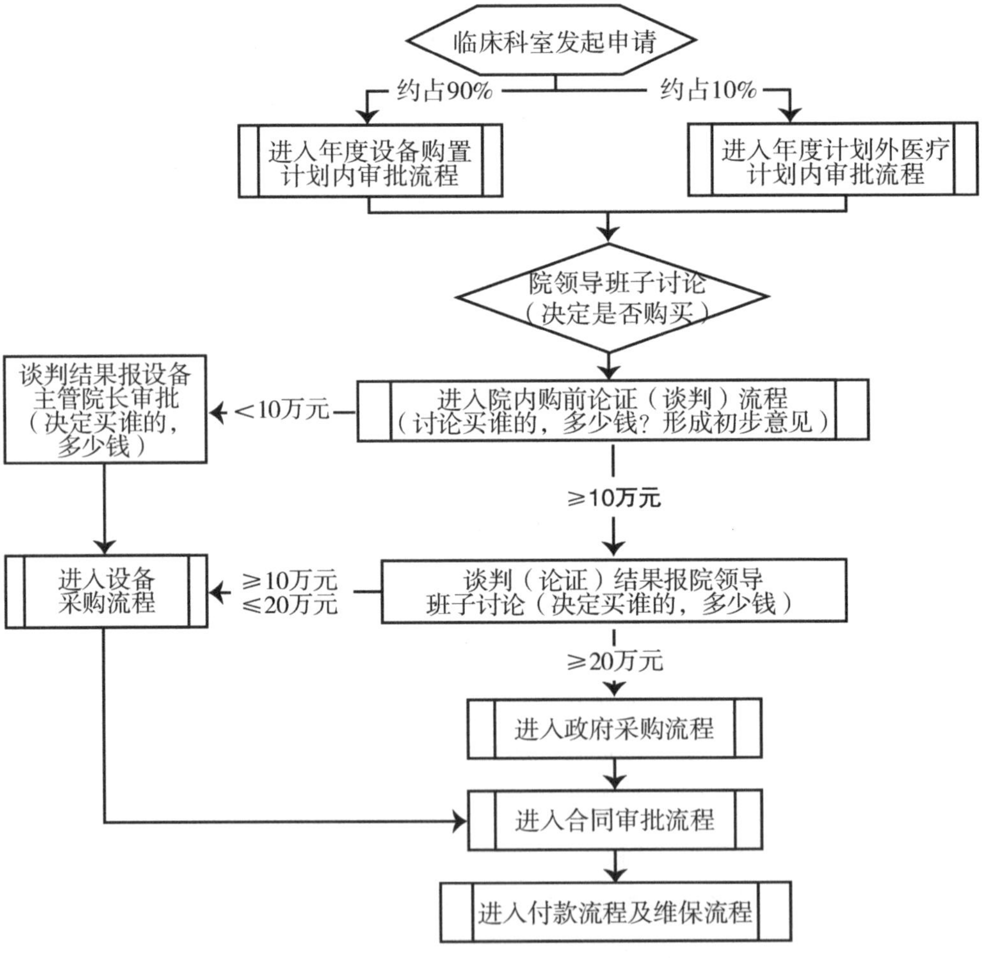

图1–1　万元以上设备购置流程

（二）医疗设备到货验收流程

医疗设备固定资产物资开箱验收应有供货商、最终用户代表、医院主管工程师和医疗设备科固定资产管理人员共同在场。开箱验收应遵守逐件开箱、逐件清点、逐件登记的原则。参加验收人员共同签名确认验收信息后，归档录入医疗器械管理系统。医疗设备到货验收流程如图 1–2 所示。

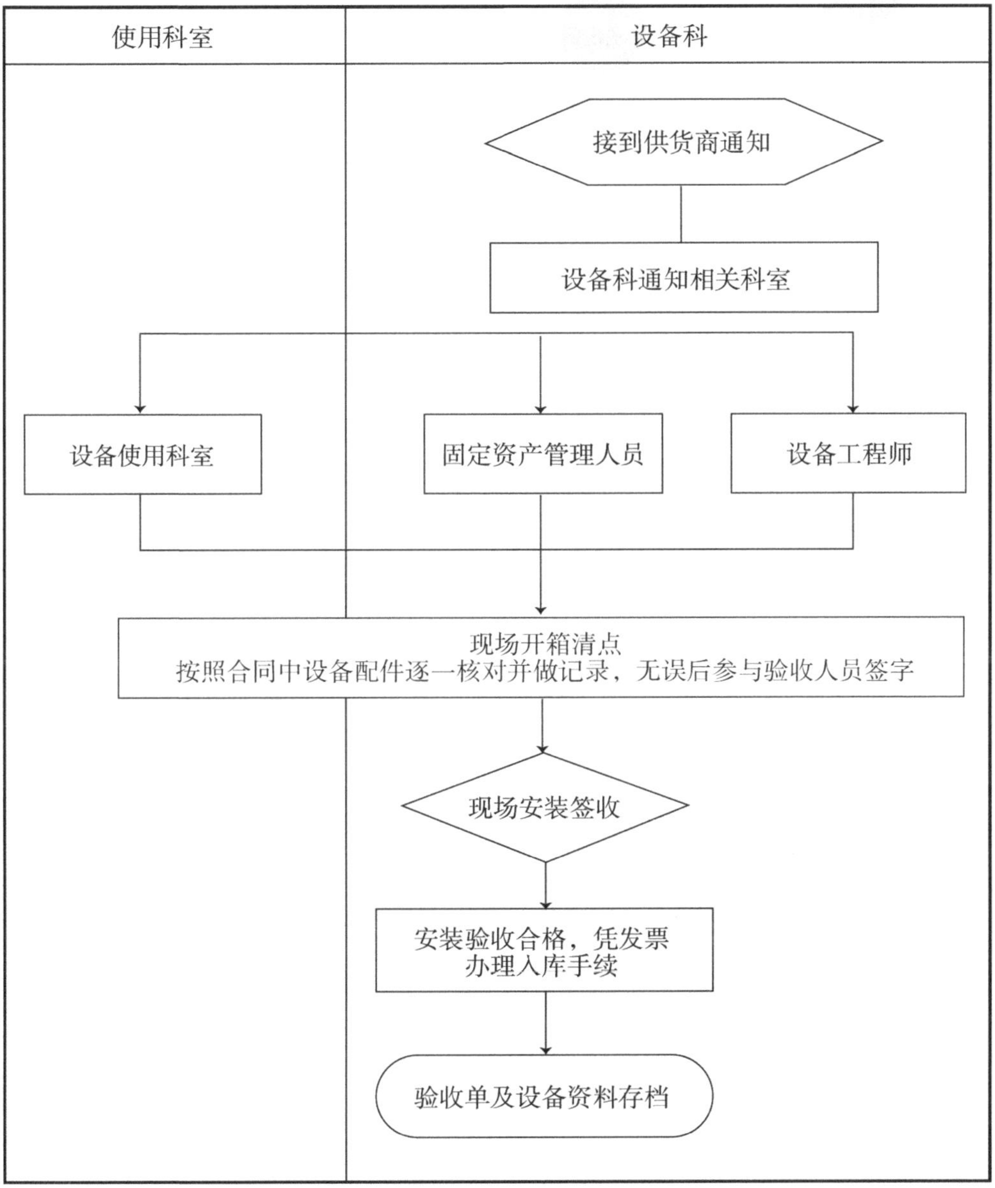

图 1–2 医疗设备到货验收流程

（三）设备维修管理流程

“维修”（Maintenance）是指“利用各种技术行动与相关的管理行动相配合，使一个物件保持或者恢复达到能履行它所规定功能的状态”。笔者认为，设备维修管理是指依据企业的生产经营目标，通过一系列的技术、经济和组织措施，对设备寿命周期内的所有设备物质运动形态和价值运动形态进行的综合管理工作。

设计设备维修管理流程需要考虑以下几个方面。

1. 设计设备维修管理流程的目的

设计设备维修管理流程的目的是规范设备维修程序，进而保证设备保障力度及维修质量，并保证及时维修高效低耗。

2 设备维修管理流程的适用范围

设备维修管理流程适用于医疗机构所有设备设施的使用部门，其应根据该流程对设备故障进行报修。

3. 设备维修管理的具体流程

设备维修管理的具体流程应包括报修、派工、组织实施等方面。

（1）报修。① 正常情况下使用报修单报修；② 紧急情况下可使用电话报修，事后补填报修单；③ 报修部门应说明维修项目和准确地点。

（2）派工。① 接到报修后，设备管理工程师根据报修项目的轻重缓急和相应工种分派任务；② 如果报修项目影响范围较大，须及时通知主管部门，并做好准备工作；③ 待维修任务完成后，将维修结果告知主管部门领导。

（3）组织实施。① 设备管理工程师根据维修项目分派任务，重要项目须亲自到达现场；② 随时了解维修人员工作完成情况和故障所处位置情况；③ 对于紧急报修，要求在接到报修后 10 分钟内到达维修现场。

医疗器械管理系统包含一站式维修管理平台，其故障报修的流程设计如图 1–3 所示。

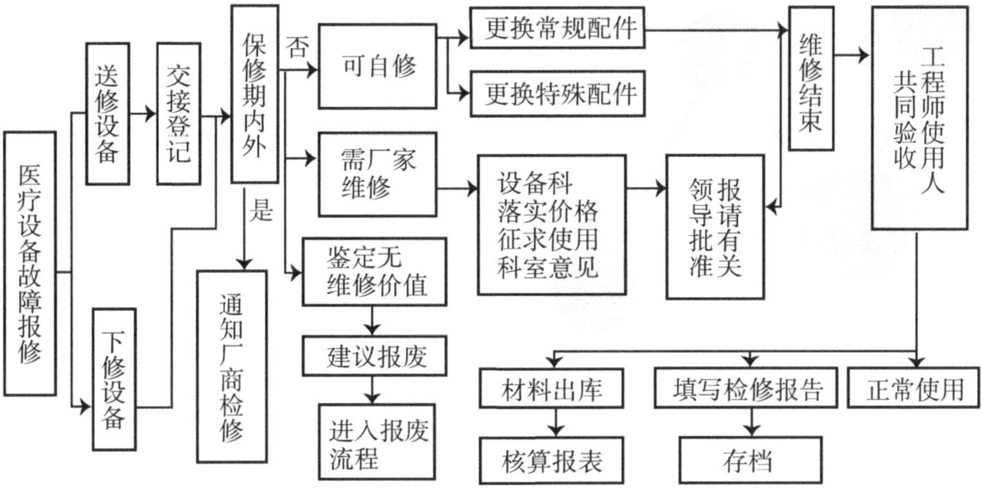

图 1-3　医疗设备故障报修流程

与设备维修息息相关的，还有各种检测和质量控制，包含器具计量、特种设备管理、周期性预防维护、巡检、维修后质控等，设备验收与首次验收检测、设备维修和修后检测、到期提醒和周期检测是需要考虑的要素，其工作流程设计如图 1–4 所示。

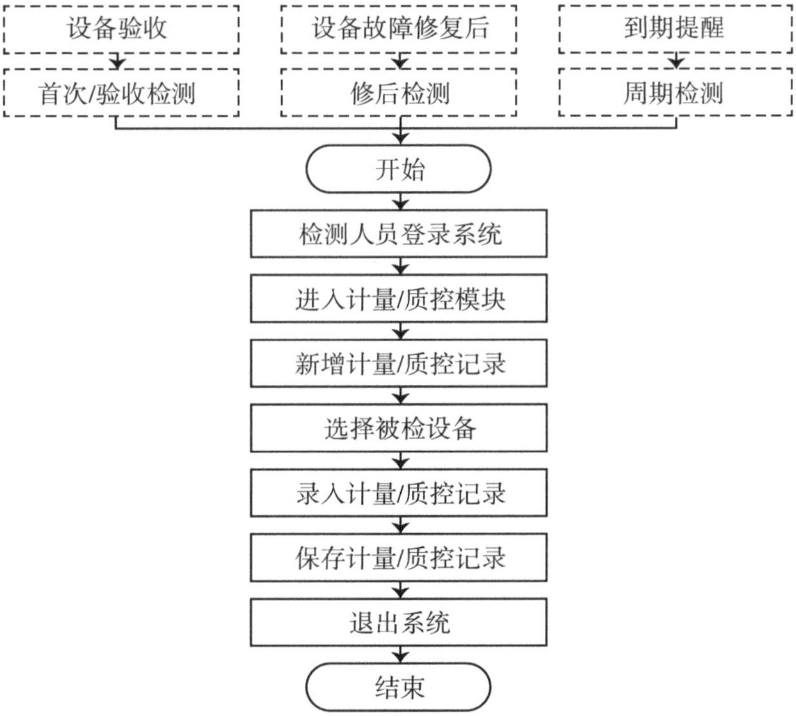

图 1–4　质量控制工作流程设计

（四）医用耗材申请、审批、采购、准入流程

除零星采购外，医用耗材实施准入管理，建立医用耗材准入目录，准入耗材按照一物一码的原则进行编码。新产品进入医院前，临床科室需提交准入申请，经各职能科室加具意见后，由医疗设备科组织召开医疗器械管理委员会专题会议，并邀请医院药械采购监督委员会派员参与监督，医疗器械管理委员会委员对申请项目进行投票表决，医疗设备科根据投票结果汇总，报院领导批准后执行采购（图1–5）。

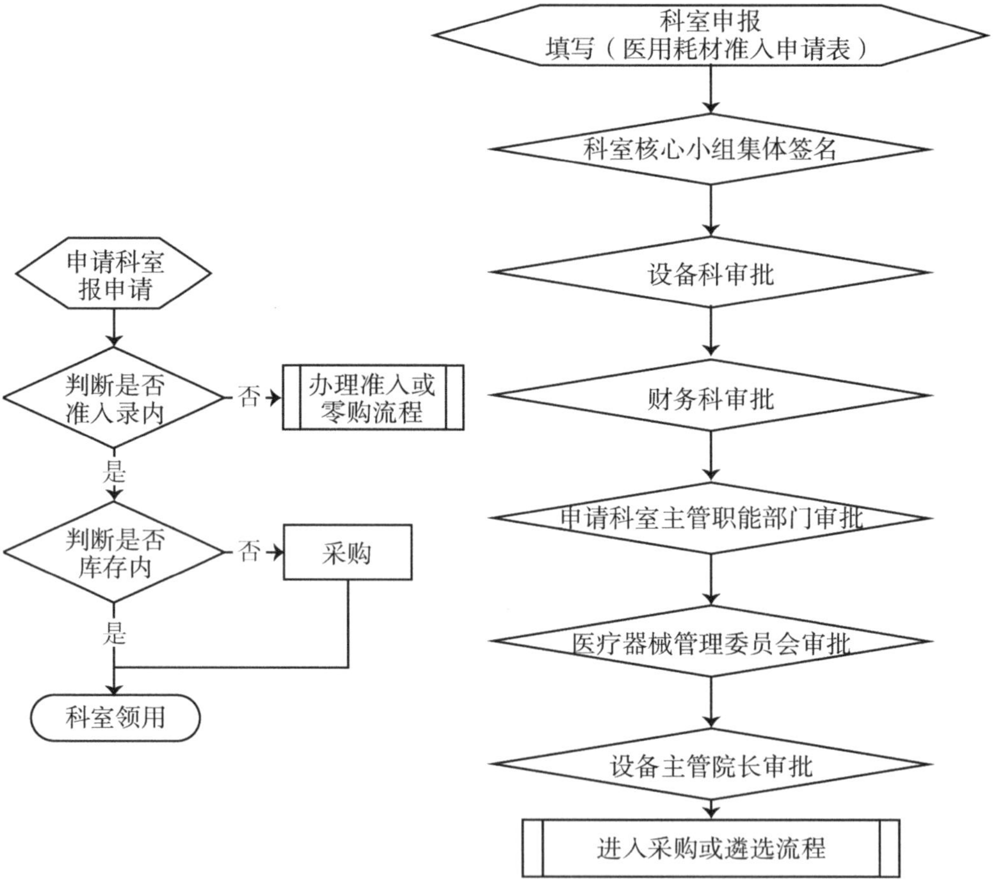

图 1–5 医用耗材申请、审批、采购及准入流程

建立医用耗材准入目录库，应按照一个物品一个条目原则，编制唯一码。编码包括产品名称、生产厂家、品牌、型号规格等物品唯一性特征。每条编码信息中除上述内容外，还应包括产品的配送商、价格、包装、产品说明、图片等附加

信息。

（五）手术室医用耗材植入管理流程

手术室医用耗材的管理是一个重点和难点。手术室植入性医用耗材实行双验收、先使用后付款、“零库存”的管理模式进行管理。所有进入手术室的植入性医用耗材必须经过医疗设备科和手术室双验收，并且材料外包装或验收表上贴有本系统设计的物流标签，这样才能进入手术室。医疗设备科负责对材料是否属于准入目录（未准入的耗材，需办理准入手续或申请零购，审批通过后才可使用）、是否过期、实际物品批号编号是否与验收表一致；手术室主管护士负责对材料是否存在外包装破损、是否存在标识不清、是否完整无破损，核对实际物品批号编号是否与厂家标签、本院物流标签一致。

手术室医用耗材植入管理应注意：植入性医用耗材必须存放在手术室指定区域内。手术室只提供存放地点，植入性医用耗材在使用前的所有权归供应商所有，暂存手术室内的植入性医用耗材由供应商自行管理；巡回护士在手术前必须确认进入室间的植入性医用耗材均已经过“双验收”。同时，通过管理系统打印植入性医疗器械手术登记表；手术中使用植入性医疗耗材，护士必须把耗材自带的产品标签和对应的物流标签贴在植入性医疗器械手术登记表上，并同时在管理系统中进行确认；手术室工作人员应根据植入性医疗器械手术登记表对已使用的植入性医用耗材进行确费记账，一联交病区核价员，另一联交医疗设备科办理医用材料进出库手续；供应商从物流系统打印供货清单，根据供货清单开具发票，交医疗设备科请款结算；急诊手术急需且无备货的植入性医疗耗材，由主刀医生通知供应商送货，值班护士核对材料名称、规格型号、批号、产品编号等内容，同时填写植入性医疗器械手术登记表和急诊特殊患者使用植入性医疗器械审批表，术后完成急诊特殊患者使用植入性医疗器械审批后，凭登记表和审批表到医疗设备科仓库办理材料结算手续。

手术室医用耗材植入管理流程如图 1-6 所示。

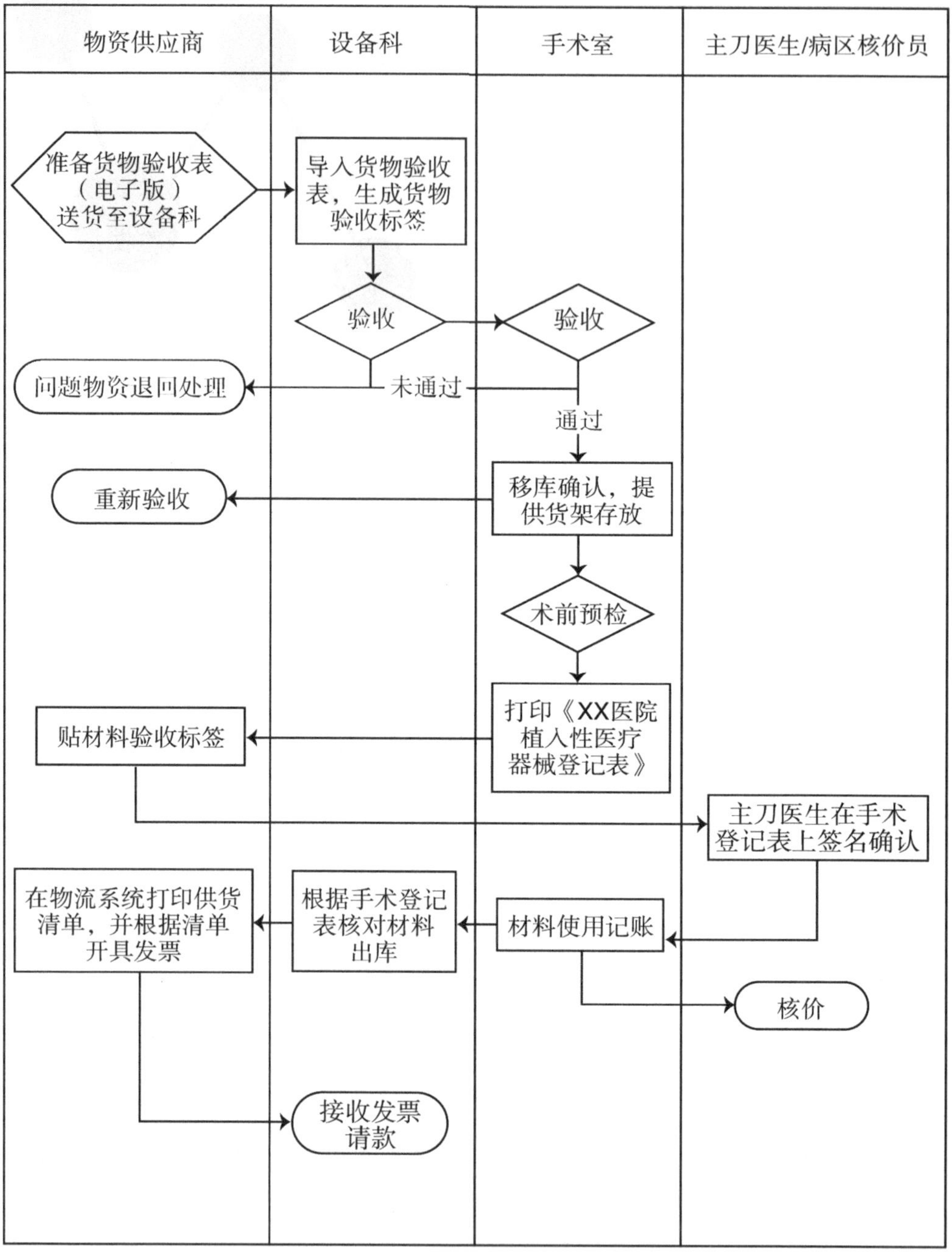

图 1–6　手术室医用耗材植入管理流程

工作流是一种能够被计算机解释和执行的反映经营过程业务流动的计算机化模型。医疗器械管理工作流的梳理和设计是系统开发的前提。流程不畅，工作难以开展、系统无以帮助。需求一直是推动产品设计发展的动力，也是商业化生产与销售的核心目标。本书从医疗器械管理及医院各部门、各层级管理的需求出发，系统地分析了以用户需求为导向的流程设计，以改善工作流程中存在的路径不清、效率低下、流程冗余等问题。

通过 IT 系统的设计，基于 SharePoint 构建 SAP 的 BI 解决方案，将 SAP 中的业务数据导出到 SQLServer 数据库中，利用其集成服务、分析服务、报表服务对数据进行转换、分析以及结果展示，并选择 SharePoint 作为报表的最终呈现平台，从而提高 SAP 中业务数据的利用价值，并有助于医院管理人员作出决策。

二、医疗器械管理系统的信息设计

本书所述的医疗器械管理系统是医院信息系统（HIS）的组成部分，预留对接 HIS 的接口。医疗器械管理系统采用 Struts+Spring+Hibernate（SSH）框架技术进行 Web 应用程序的开发。其中，Struts 作为表现层，Spring 作为业务逻辑层，Hibernate 作为数据持久化层，实现了表现逻辑与业务逻辑的分离。基于 SSH 整合框架的工作流程如图 1–7 所示。

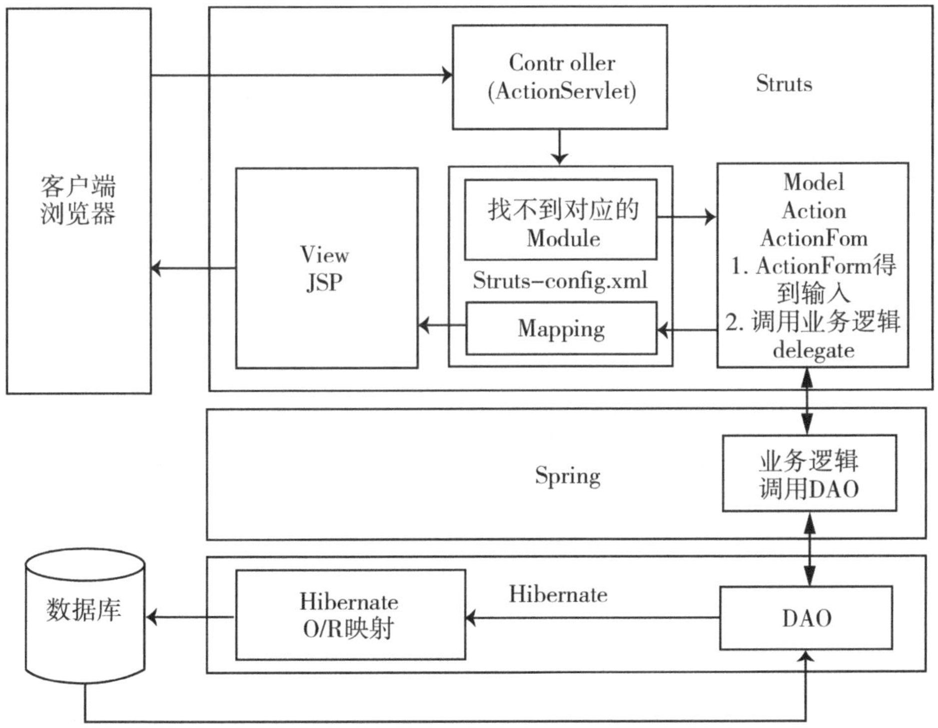

图 1–7　基于 SSH 整合框架的工作流程

（一）系统组织结构设计

根据医疗设备管理的功能和工作流程，医疗设备管理系统组织结构设计如图1–8所示。

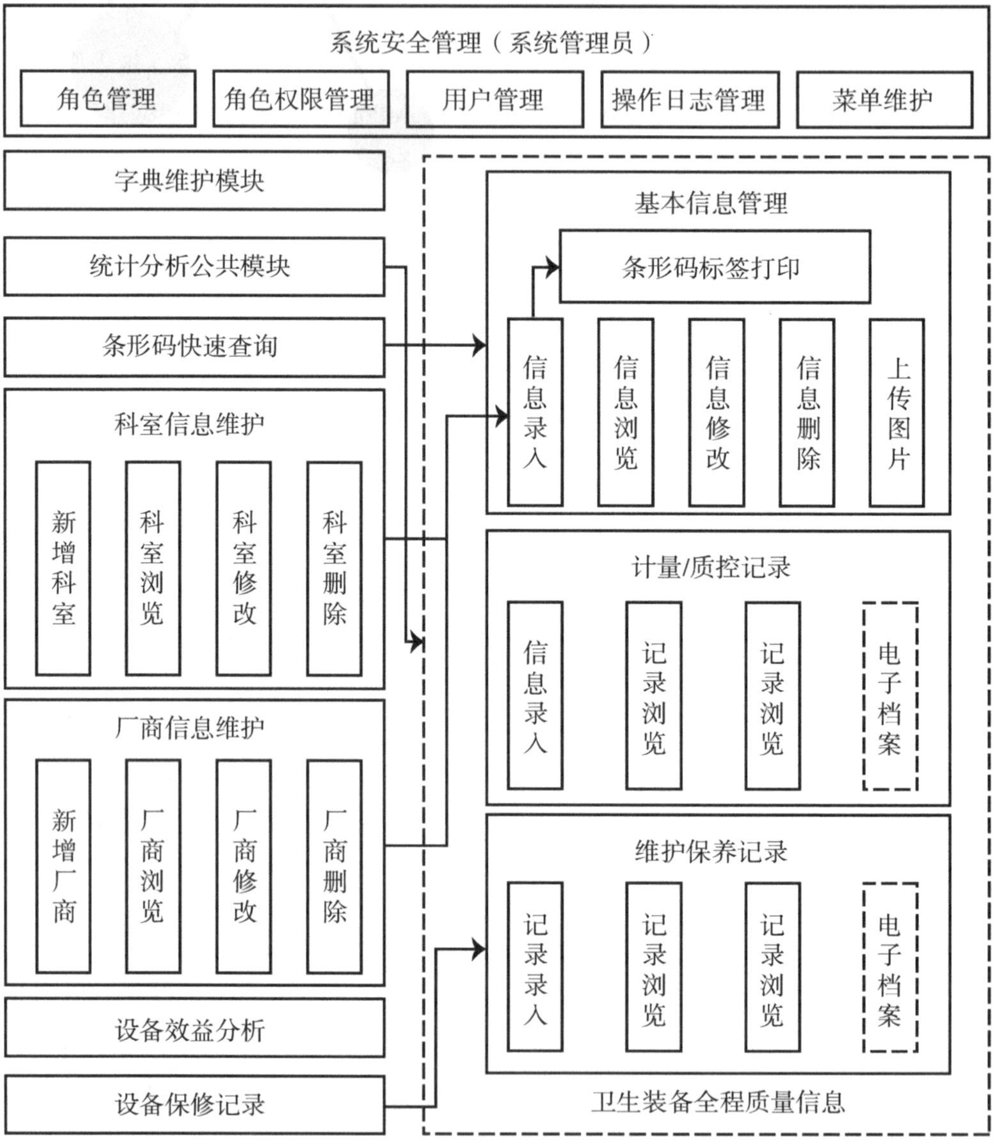

图1–8　医疗设备管理系统组织结构设计

根据医用耗材的管理特点，细分为低值和高值医用耗材管理两个子系统。低值耗材主要设计要素为基础信息、请货、采购、调价、入库出库、结算、库存管理和统计分析功能。

高值耗材管理系统主要设计要素，分系统管理、系统分析及业务管理三个主要模块。除了耗材信息管理外，需要科室信息管理、供应商管理。分析、采购、库存、条码、结算、临床管理、耗材召回等功能是需求要点。医用高值耗材管理系统结构和功能设计如图 1–9 所示。

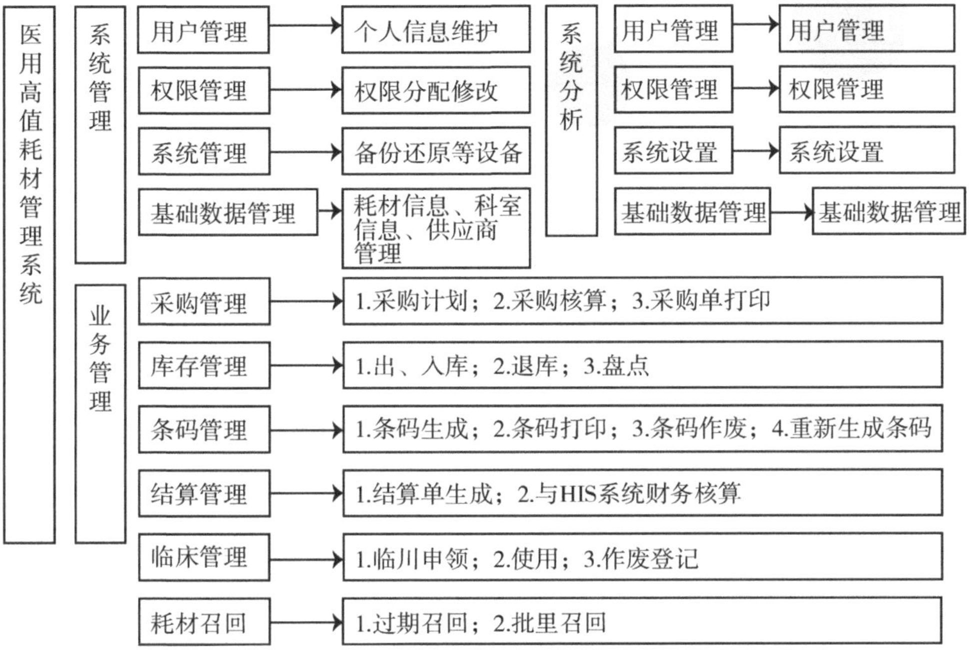

图 1–9　医用高值耗材管理系统结构和功能

（二）数据库设计

根据前期对用户的需求分析，医疗器械管理系统在数据库设计性能时应充分考虑存储结构、数据共享性、数据完整性、数据一致性及数据保密性，在数据库设计功能上要具有增加、删除、编辑、查询、统计等操作。

1. 系统 E–R（实体 – 联系）图设计

主体 E–R 图设计如图 1–10 所示。图示中，矩形为实体型；椭圆形为属性；菱形为关系。1 : 1 表示一对一的关系，1 : n 表示一对多的关系，m : n 表示多对多的关系。

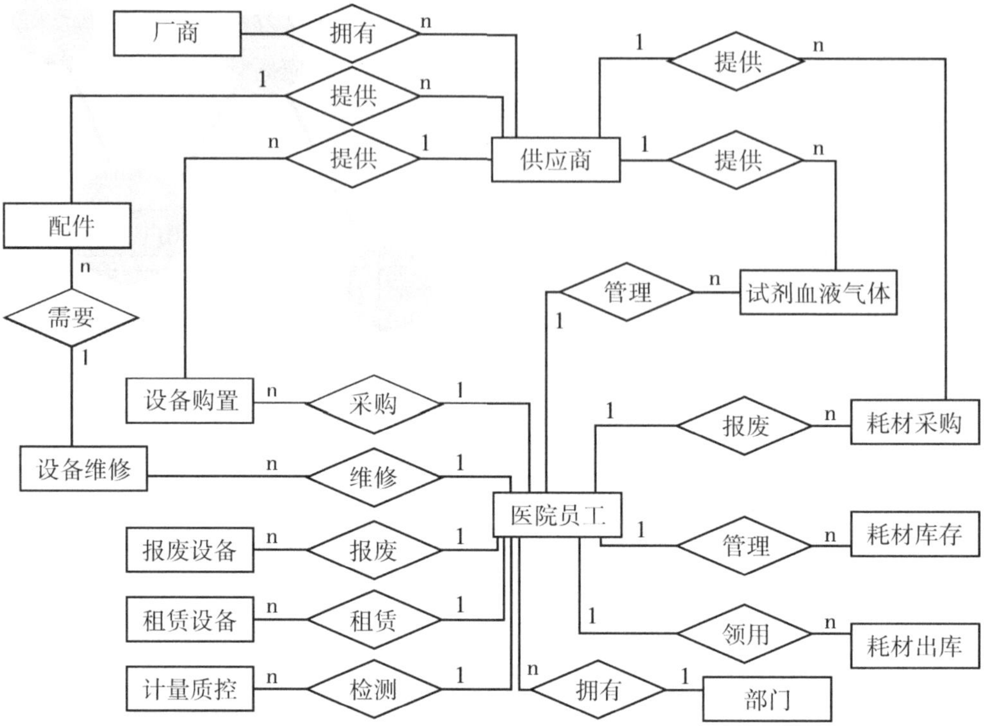

图 1-10　医疗器械管理系统主体 E-R 图

2. 账户管理数据库设计

账户管理采用用户权限管理数据库设计，RBAC（Role Based Access Control，基于角色的访问控制）就是用户通过角色与权限进行关联。简单地说，一个用户拥有若干角色，每一个角色拥有若干权限。这样，就构造成“用户—角色—权限”的授权模型。在这种模型中，用户与角色之间、角色与权限之间，一般是多对多的关系。在 RBAC 之中，包含用户 users（USERS）、角色 roles（ROLES）、目标 objects（OBS）、操作 operations（OPS）、许可权 permissions（PRMS）五个基本数据元素，图 1-11 是用户、角色、访问权限和会话之间的关系模型。

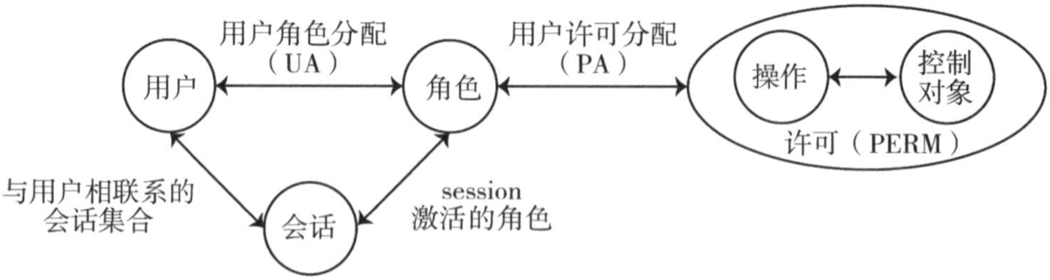

图 1-11　用户、角色、访问权限和会话之间的关系模型

3. 数据表设计方法

医疗器械管理系统的开发，需要分析相关的数据表和表中各种应有的字段以及字段的属性。将图 1–10 中的 E–R 图进行转化可得到数据表。下面分别以代表性的医疗器械卡片信息表、采购信息表、医疗器械维修信息表等为例，设计相关数据表。医疗器械卡片信息表如表 1–1 所示 。

表 1–1　医疗器械卡片信息表

字段	类型	长度	键
ID	唯一标识符型	30	主键
医疗器械 ID	唯一标识符型	50	外键
生产厂家 ID	唯一标识符型	50	外键
规格型号	字符型	20	否
供应商 ID	唯一标识符型	50	外键
批次	字符型	20	否
出厂日期	日期型	16	否
入库日期	日期型	16	否
安装日期	日期型	16	否
验收记录	字符型	100	否
包装情况	字符型	20	否
累计折旧	浮点型	10	否
报废日期	日期型	16	否
医疗器械证号	字符型	10	否
医院资产编码	字符型	20	否

采购信息表以申请 ID 为主键，关联效益分析和审查，如表 1–2 所示。

表 1–2　采购信息表

字段	类型	长度	键
申请 ID	唯一标识符型	30	主键
医疗器械 ID	唯一标识符型	50	外键
部门 ID	唯一标识符型	20	外键
申请人员	字符型	20	否
申请日期	日期型	16	否
采购理由	字符型	200	否
采购数量	整数型	3	否

续表

字段	类型	长度	键
厂家	字符型	50	否
预计单价	浮点型	10	否
预计金额	浮点型	10	否
采购审查说明	字符型	100	否
效益分析说明	字符型	100	否

医疗器械维修信息表除了常规的维修信息外，还要考虑实施三级维护保养并在系统记录，根据保养周期联动下一次维保时间（见表 1–3）。

表 1–3　医疗器械维修信息表

字段	类型	长度	键
申请 ID	唯一标识符型	30	主键
维修部门 ID	唯一标识符型	20	外键
使用科室 ID	唯一标识符型	20	外键
维修人员	字符型	20	否
故障情况	字符型	100	否
维修结果	字符型	100	否
更换配件	字符型	50	否
数量	整数型	3	否
配件费用	浮点型	10	否
维修工时	浮点型	10	否
维修日期	日期型	16	否
保养情况	字符型	200	否
下次保养日期	日期型	16	否

（三）医疗器械管理系统体系设计流程

医疗器械管理系统体系设计从用户的管理需求和功能需求分析出发，将充分考虑医疗器械管理工作的内在联系，把分散、相互独立却存在紧密联系的医疗设备、医用耗材管理工作融合到统一的医疗器械全生命周期管理系统中。

医疗器械全生命周期管理体系是指医疗器械从进入医院至报废处置期间的全生命周期管理。它的内容包括器械基本信息档案、使用期间历年的质控记录、设备使用期间发生故障情况及其历次维护保养记录。这三者构成了医疗设备的全生命周期信息。通过该全生命周期信息系统，能够全程监控医疗器械在使用期间的全部质量安全状况。

根据前期对医疗器械管理的实际调研情况，现将医疗器械的全生命周期管理分为验收建档、临床应用、停用三个阶段，其相互关系如图 1–12 所示。

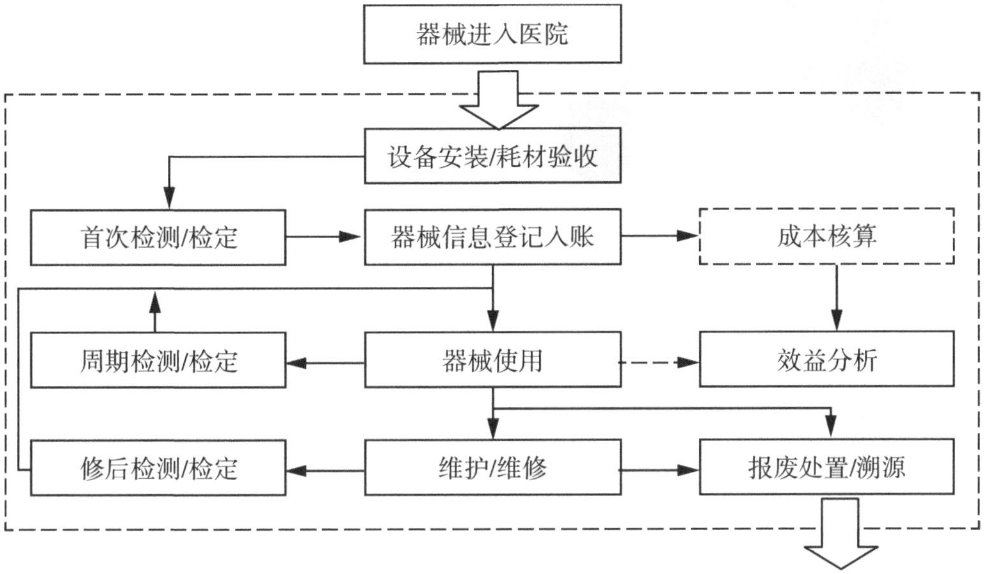

图 1–12　医疗器械管理体系示意

第二节　医疗设备管理子系统的整体设计

医疗设备管理系统应在旧的进销存管理基础上开发，需在有效运行的前提下，实现固定资产实物全过程跟踪管理和账务管理，做到账账相符、账卡相符和账物相符。固定资产管理系统包括预警管理、计划管理、资产变动、日常管理、合同管理、资产折旧、资产效益分析、资产全过程跟踪以及报表中心等几大模块内容。

一、医疗设备管理子系统开发框架设计

对医疗设备的全生命周期管理，从采购、安装、验收、入库、使用、维修、检测、退换货、报废处置等，需要全过程跟踪管理，流程设计如图 1–13 所示。

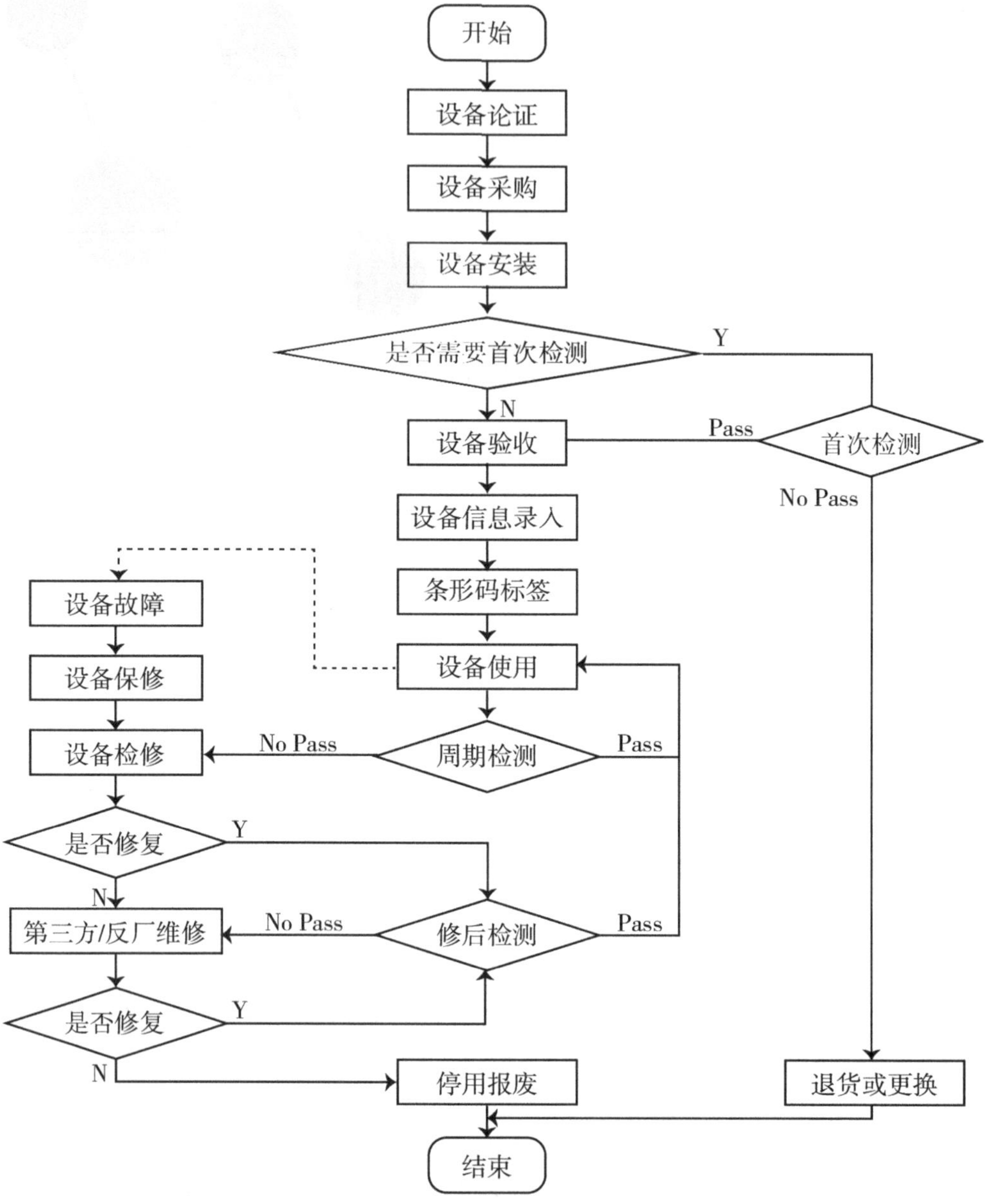

图 1-13　医疗设备管理流程设计

二、设备管理系统的基础设计

为了顺利实施以上模块，需要收集和整理数据，进行各项配置，其过程主要包括基础字典准备、卡片数据的整理、系统基础配置、资产过程跟踪各模块实施、上线试运行、报表生成、资产效益分析、结项等阶段。

（一）基础字典准备

经过医院信息中心、医疗设备科、固定资产管理组、财务部等多个部门的沟通，仔细分析旧的管理系统，对相关的数据类型按其功能列出基础字典清单（见表 1–4）。

表 1–4 基础字典清单

固定资产字典	设备验收字典	库房分类	付款方式
医院内部管理分类	检测类别	供应商字典	付款条件
新会计制度分类	配件字典	供应商证件分类字典	运输方式
国家分类	角色仓库字典	供应商资质证件分类字典	表单号生成规则
资产处置分类	采购员设置	生产厂商字典	计量单位
设备保养项目	资产归属设置	品牌字典	业务类型
设备保养等级	资产性质字典	地区编码	原值增加方式
设备维修紧急程度	仓库字典	供应商分类	资金来源
币种	合同状态	采购类型	科室字典
合同类型	招标方式	系统参数设置	

（二）资产卡片数据整理

用旧的固定资产管理系统进行进销存的管理，对于折旧部分的管理还是比较欠缺，整理的难度主要体现在如下几个方面。

（1）固定资产管理组目前的计提方式主要是采用信息中心所统计的数据进行计提折旧。

（2）设备科停留在手工处理折旧的阶段，卡片账目上并没有卡片编号，跟旧系统的信息完全脱离。

（3）新会计制度下很多资产的计提年限发生了变化，导致卡片的月折旧、年限都要重新整理，而截至管理系统设计之初，固定资产管理组仍然用旧的年限在进行计提折旧，而设备科虽然采用了新年限，但由于手工统计问题，部分卡片的月折旧还是会出现错误。

经过重新对固定资产卡片数据进行整理，解决方案如下。

（1）对固定资产管理组 8000 多条卡片数据的折旧年限、月折旧额、累计折旧、净值重新进行整理，使其符合新会计制度年限要求，并协助固定资产管理组进行卡片账目数据（主要是月折旧、累计折旧和净值）的调整，并上报财务科。

（2）手工对设备科5000多条没有卡片编码的资产，对应上旧进销存管理系统的卡片编码，使其卡片的账与实物信息完整连贯。因为信息没有任何的信息关联，此步骤需手工核对。

（3）重新计算设备科的卡片的折旧信息，包括年限、月折旧额、净值、累计折旧等，重新提交一份完整、准确的数据给设备科进行数据的校验，经过多次的校验和调整，使设备科与实施人员的数据达成一致。

（4）将重新整理好的卡片数据，导入新的固定资产管理系统中。

（5）将所有卡片编码按照“新会计制度分类+5位流水号”规则，重新编码。

（三）系统基础配置

要使整个医疗设备管理子系统的业务流程能够正常、稳定地运行，需对系统进行基础配置，主要包括以下几个方面的内容。

1. 部门配置

新固定资产管理系统并没有直接采用旧固定资产管理系统的科室字典，原因主要是旧系统科室字典与财务成本核算系统的核算单元不一致，要使医院信息化更加整齐划一，经过和设备科、固定资产管理组、财务科的讨论决定，采用成本核算系统的科室字典。

2. 表单号生成规则配置

固定资产管理系统整个过程会产生各种表单如入库单、出库单、移库单、处置单、退货单、维修申请单、维修记录单等。

3. 系统审批流程部署

固定资产系统部署资产购置申请审批流、资产处置审批流、资产维修申请审批流，需充分考虑同类产品购前论证数据从医院信息管理系统（HIS）中的获取。

4. 系统参数配置

参考其他医院的业务特点，根据医院的具体需求，对系统进行一些参数配置。例如，该院条形码的生成方式是二维码；提前报废的资产当月提折旧，下月不提折旧；资产折旧是入库的下个月进行折旧等都要对其进行配置。

5. 用户权限配置

固定资产系统主要使用部门是财务科、设备科、固定资产管理组、采购办、维修组以及各个临床和医技科室等，为使各个不同的用户角色所使用的系统功能、数据等互不干扰，需对系统的用户权限进行配置，包括系统功能菜单、角色仓库、资产归属设置、管理部门设置，如专用设备管理用户的权限。

三、设备管理全过程跟踪模块实施

完成医疗设备管理子系统所有字典、卡片数据以及对该系统的各种基础配置之后，根据医院实操人员对该系统的某些功能提出改进的想法和需求，进行修改和完善。

（一）设备预算管理

该系统需设计为可根据年度预算数据和科室申请的数据进行统计分析，读取医院年度预算数据以及科室提交的购置申请数据，该系统分析出科室年度预算执行情况，包括预算数量、预算金额、科室执行数量、执行金额、执行量、执行率等信息。

（二）购置申请

提供各科室对固定资产需求的申请和审核功能，查看资产的使用情况以及本科室资产的在用情况。能够满足医院自定义审批流程，能够支持不同类型设备有不同的审批流程。

（三）采购计划

根据设备采购管理需求，设计通知下发与弹窗提醒、计划收集与审批功能。

（四）合同管理

实施合同管理功能方案如下。

（1）对数据重新整理，分别整理出合同信息与资产信息的对应关系表、合同信息与卡片信息的对应关系表，并导入所设计的固定资产管理系统，真正做到卡片信息与合同信息的对应。

（2）对合同管理部分的内容增加对采购合同到货日期预警、采购合同分期付款预警、维保合同开始与结束时间预警、维保合同分期付款预警功能。

（3）对整合的资产卡片信息的全过程进行跟踪管理，针对具体某个资产卡片购买的维保合同，在维保合同下关联该卡片信息。

（4）疏通请款流程，请款单打印以及请款单的报表查询功能。根据实际需要，请款单打印增加直接在页面进行填报功能。

（5）设计合同信息自定义查询，以及提供给当地卫生管理部门合同信息导入报表功能。

（五）资产变动

资产变动主要分为资产入库、资产移库、资产退货、期末结账以及资产盘点等方面。资产变动时，需要注意以下几个方面。

（1）资产入库增加卡片信息字段，使数据可以完全通过合同信息导入，以减少重复工作。

（2）增加入库时资产信息反审核功能，以解决资产卡片审核之后需修改的问题。

（3）重新设计资产卡片标签，同时支持在系统中进行连打、套打功能。

（4）在资产移库部分，设计资产入库时就可以直接出库到使用科室的功能，以节省操作人员重新填写一张出库单的时间与工作量。

（5）在资产盘点部分，该系统可以直接生成某个科室的盘点单，并且可以通过将盘点结果导入该系统自动进行资产盘盈、盘亏的整理，并协助资产管理科室进行资产扫描仪的购买以及与扫描仪供应商沟通使用需求、接口的设计等。

（6）根据医院目前使用的关于资产变动的各种表单进行设计，包括资产入库单、资产出库单、资产移库单、资产退货单、资产盘点单等，实现支持直接在该系统导出、打印等功能。

（六）资产日常管理

资产日常管理主要包括资产维修、检测计量、保养三大方面。原采用手工记录维修结果和维修金额，月末再进行统计提交到财务科，比较琐碎并且工作量大，维修记录日后很难整理，与具体的资产卡片不关联，严重影响资产的效益分析和资产全过程跟踪。为解决上述问题，设计如下资产日常管理方案。

（1）确定资产维修申请流程，通过采用科室申请、维修组审批最简单的申请方式进行，同时维修完成之后工程师在该系统中直接填报记录，月末直接统计出维修月报表提交财务科。

（2）根据使用需求设计维修、检测计量和保养功能。

（3）个性化需求。日常管理过程中往往会涉及资产的维修和检测计量，为每个科室设计一条虚拟的资产卡片信息（属性：非固定资产并且不提折旧，原值为0）；在维修和检测过程中，支持可以修改这条卡片信息的名称和数量。

（4）设计资产维修申请单、维修记录单、表单等。

（七）资产计提折旧

资产计提折旧方案应遵循以下设计方法：按照新会计制度对于资产计提折旧的要求，根据固定资产性质，在预计使用年限内，采用平均年限法。计提固定资产折旧不考虑残值，当月增加的固定资产，当月不提折旧，从下月起计提折旧；当月减少的固定资产，当月仍计提折旧，从下月起不提折旧；已提足折旧仍继续使用的固定资产，不再计提折旧。

（八）资产处置

资产报废处理的审批流程，可以实现该系统审批、记录、查询、汇总功能。

（九）资产卡片全过程跟踪

根据医院对于资产全过程跟踪的要求，需将涉及每个资产卡片的信息都进行整合，包括资产入库明细信息、资产转移信息、资产维修记录、保养记录、检测计量记录、维保合同、采购合同、折旧信息、附件、文档图片等，以此真正实现固定资产全过程跟踪管理。

（十）资产效益分析

通过在HIS和LIS系统的取数接口，将包括收入以及工作量的分析指标统计数据导入固定资产系统进行处理，并出具相关的资产效益分析报表。

（1）手术室专用设备的效益分析，需考虑单机模式和组合模式的不同分析，通过设计每台设备与能够完成的收费项目、开单科室、执行科室的对应关系表，从HIS接口中取得某时间段的相关数据进行统计分析。

（2）临床专用设备的效益分析，需考虑单机模式和组合模式的不同分析，通过设计每台设备与能够完成的收费项目对应关系表，从HIS接口中取得某时间段的相关数据进行统计分析。

（3）LIS设备的效益分析，主要是单机模式，从LIS系统中获取每台设备从某时间段至今所做的收费项目以及项目次数，并且通过与HIS的链接，统计每个收费项目的单价与项目次数，得到每台设备的收入金额。对于部分打包的收费项目在LIS中没有收费代码，不能统计到金额的问题，由检验科列出没有收费项目代码的项目单价，通过该系统进行配置和统计。

（十一）资产报表查询

医疗设备管理系统报表中心的报表格式应按医院各个科室的需要开发。资产报表查询主要包括资产卡片查询、资产台账查询、资产维修查询、资产保养查询、资产检测计量查询、资产效能分析报表、上交财务报表、自定义查询等方面。

（1）资产卡片查询。该查询包括全院资产卡片查询、在用资产卡片查询、在库资产卡片查询、报废资产卡片查询，以实现根据不同的查询条件进行汇总。

（2）资产台账查询。该查询包括资产月折旧（可以按照不同的需求汇总，如可以按科室、按卡片、按资产分类等）、资产增加明细及汇总表、资产减少明细及汇总表、资产转移明细及汇总表、资产进销存报表（可以按会计分类和资金来源汇总）等方面。

（3）资产维修查询。该查询包括资产维修月报表、维修科室汇总、维修费用汇总、维修记录明细。

（4）资产保养查询。该查询包括保养科室汇总、保养费用汇总、保养记录明细。

（5）资产检测计量查询。该查询包括检测计量科室汇总、检测计量费用汇总、检测计量记录明细。

（6）资产效能分析报表。该查询包括资产效益分析表（手术设备、专用设备）。

（7）上交财务报表。该查询包括资产明细查询（国家分类）。

（8）自定义查询。该查询包括资产卡片信息自定义查询和合同信息自定义查询。

（十二）微信报修小程序开发

由于微信应用的普及，开发小程序将极大地方便手机端的医疗器械管理，真正做到随时随地应用。小程序开发分为前台页面呈现和后台业务逻辑，前台程序参照微信官方文档，后台程序通过自己搭建。根据微信接入的要求、医院该系统架构内外网的互联互通，整体的后台基本流程如下。

（1）选用对应业务的 API 接口。充分考虑这些接口对应哪些功能点 / 业务逻辑，每个接口都需要什么参数、能返回什么结果和返回结果的数据类型等。

（2）选用 Springboot 统一后台。整合用到的 API 业务接口，同时支撑一些

自定义功能（如登录、注册等）

（3）云服务器、域名、SSL 证书。后台部署的媒介，同时负责将 http 接口转换为 https 接口。

（4）Nginx 反向代理。通过高性能的 HTTP 和反向代理 Web 服务器，将域名和 IP 绑定，以 https 的形式提供给前端程序调用。

微信应用包含了订单中心、分组功能、设备管理、人员管理、故障报修、工作量统计等功能，前期功能模块设计见图 1-14，后期将逐步扩展到所有管理应用功能。

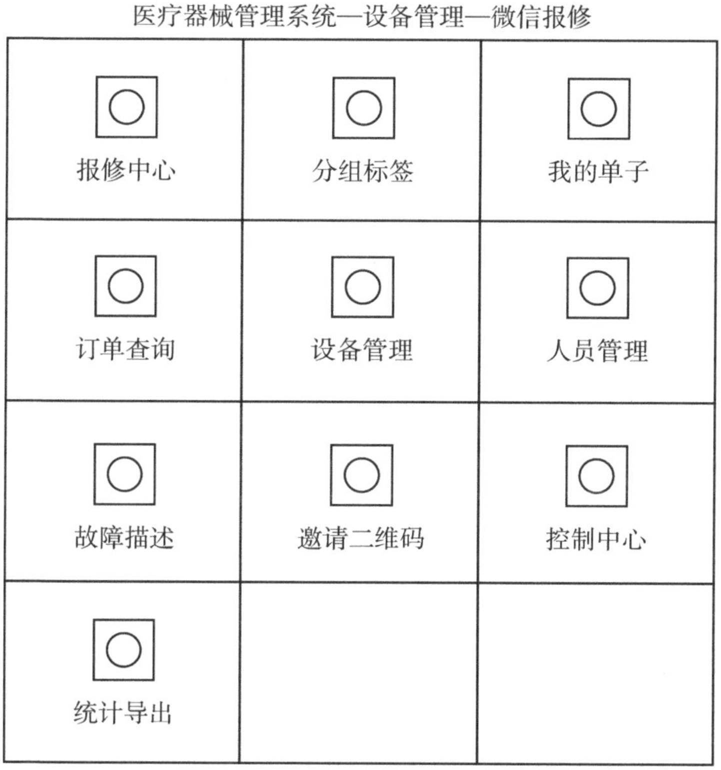

图 1-14 微信报修小程序功能设计

微信小程序开发是部署在公网上的应用，需要考虑信息内容传输的安全性，尤其是涉及用户个人信息时需要加密后再传输。与借助第三方人力对供应商管理系统的自行维护庞大的营业执照、医疗器械生产许可证、医疗器械注册证、医疗器械经营许可（备案）证等一样，通过虚拟专用网络（VPN）进行内外网的互联互通，在公用网络上建立专用网络，进行加密通信。并通过设置物理的堡垒机，通过切断终端计算机对网络和服务器资源的直接访问，而采用协议代理的方式，接管终端计算机对网络和服务器的访问。

四、医疗设备管理系统设计标准及实施

（一）设计标准的制定

医疗设备管理系统采用 BS 架构，实现系统的分布式和远程化操作，服务器与客户端分离，通过网络连接并登录浏览器即可使用，减少了客户机的软件安装维护工作。

完全满足新财务制度要求，能够支持多种资金来源记录，并按新财务制度提取折旧信息。医疗设备管理系统设计支持自筹资金、财政资金、科研资金、慈善捐赠资金四种资金来源，并且按照新会计制度规定的年限重新整理卡片，按照（原值 – 累计折旧）/（新会计制度年限 – 已计提年限）来计算月折旧额，对于报废的资产，当月计提折旧，下月不提折旧，当月减少原值及累计折旧。

实现与成本核算系统、HIS 系统的整合，实时反映单据、凭证、预付款、应付款、付款、到票情况、使用情况等。（1）成本核算系统不再采用原 Excel 表折旧额进行数据整理和导入，直接采用从固定资产系统直接取数方式导入；（2）固定资产系统中实现合同分期付款管理、请款流程和请款单打印；（3）实现从 HIS 和 LIS 系统取数据完成资产效益分析。

实现权限分级管理，用户的使用权限与管理权限分离、组织权限与功能权限分离并能够联合使用，还能够支持自定义数据权限、字段权限。目前，医疗设备管理系统根据角色分数据权限和菜单（功能）权限，数据权限又分仓库权限、管理科室权限、资产角色归属权限。使用权限与管理权限分离、组织权限与功能权限分离并能够联合使用。

医疗设备管理系统多个模块应根据医院的管理需求，进行逐步推进与延伸，且模块与模块之间应做到无缝集成，伴随业务动作发生实时归集成本，并满足医院今后 HRP 扩展和升级需求。医疗设备管理系统整个流程清晰完整，并且数据层层关联，无缝集成。

支持供应商资质证件管理，并可在采购计划或入库时提供实时的资质校验，对于证件过期给予提示功能，以确保采购的材料符合要求，并在采购订单、采购入库、采购结算等环节进行证件过期控制（提醒或中断）。医疗设备管理系统要

设计供应商资质预警、检测计量计划预警、保养计划预警、采购合同分期付款预警、采购合同到货日期预警、维保合同开始时间预警、维保合同结束时间预警、维保合同分期付款预警、资产免费维保期预警等功能。

报表设计为可以进行单项检索、多项检索等多维度的界面选择，对报表内容支持筛选、小计、总计、排序等分析功能，并可根据医院需求导出 Excel、word、pdf 等多种格式。

设计灵活自定义各种业务类型，如入库类型、出库类型、合同状态、招标方式等。医疗设备管理系统内置的多种字典库，支持业务类型（包括增加、减少和转移）、合同状态、招标方式、采购员、原值增加方式等均支持自定义添加与维护。

支持资产多种分类标准，在固定资产分类符合国家标准及新财务制度标准的基础之上，允许医院自定义资产分类。医疗设备管理系统支持一套固定资产字典对应多套分类，如医院内部管理自定义分类、国家分类和新会计制度财务分类等。

支持多种折旧计提方法，并能够满足产出多套资产折旧数据，支持固定资产多部门使用、分摊的处理功能：一个资产选择多个使用部门，并且当资产为多部门使用时，累计折旧可以在多部门间按设置的比例分摊。

支持根据医院实际审批流程实现各审批工作流的自定义功能，可根据自定义工作流严格控制用户审批权限。要求医疗设备管理系统内置的购置申请审批流、维修申请审批流以及资产处置审批流均支持自定义流程，并且可根据自定义工作流严格控制用户审批权限，购置审批结果和处置结果在医疗设备管理系统中需记录在案。

（二）医疗设备固定资产系统功能主要特点

表 1-5　医疗设备固定资产系统功能主要特点

系统功能菜单	功能特点描述
预警信息	供应商证件、检测计量计划、保养计划、采购合同分期付款、采购合同到货日期、维保合同开始时间、维保合同结束时间、维保合同分期付款等预警
计划管理	预算管理、采购计划、预算控制申请
资产变动	通过资产入库、转移、处置、退货、盘点等来记录医院资产的增减变动情况以及资产在院内的流转、使用情况（支持利用条码技术实现扫描仪自动盘点）

续表

系统功能菜单	功能特点描述
日常管理	对资产进行定期的保养、检测计量以及维修等日常维护的工作，提供保养计划、检测计量计划以及维修申请的功能，并提前通知维护者进行操作。主要功能包含资产维修、资产保养、设备检测计量、资产效益分析
资产折旧	期初建账、期末结转、计提折旧
合同管理	提供采购合同、维保合同的管理，支持合同分期付款管理和请款单管理。记录合同的详细信息，并支持合同文档的上传下载，合同相关的资产可从入库单导入
资产卡片	记录资产全生命周期业务的操作。查询、维护信息
报表体系	资产信息查询、分析报表
外部数据交换	包括导入数据库、配置和对照表维护，为该系统与其他系统连接提供接口
系统管理	包括流程管理、部门管理、角色管理、权限管理、菜单管理

五、医疗设备管理系统开发注意事项

固定资产管理系统的开发，需要理论联系实际，并注意以下几个方面。

（1）客户端的需求是固定资产管理系统完善的动力。固定资产管理系统的开发应该广泛听取多方的意见与建议，获取最终用户直接需求，并在程序中予以实现用户需求功能。

（2）固定资产数据字典以及固定资产分类字典的完善，是整个实施过程的基础。该字典是固定资产管理系统的基础，字典没有梳理好，整个实施进度都会受到影响。由于之前固定资产数据字典与医院内部管理分类、新会计制度分类和国家分类没有做好对应关系，因此需要整理相应逻辑关系。

（3）资产卡片信息的完整性是整个实施成败的关键，需使资产卡片实物信息与财务信息相关联。

（4）资产卡片全过程跟踪的实现对医院固定资产管理能力的提高具有重要作用。医院资产的清查难度大、卡片的分布情况不清、维修保养信息与卡片信息分离、实物信息与财务信息分离、合同信息与卡片信息脱离、购买新设备时缺乏可行性的分析（与资产的效益信息相分离）等都是医院目前固定资产管理中面临的重大问题。面对存在的问题，医院必须统一规范医院所有类型的固定资产的管理流程，全面覆盖资产申购评估、合同、档案管理流程，全程管理资产的转移、变动情况，固定资产的维修、保养、计量的计划、管理、提醒，大型资产的效能分析、运行情况的评估，以快速掌握固定资产运转及分布情况，并通过资产档案记录和条码跟踪，实现固定资产全生命周期管理。

（5）打破信息孤岛，实现 HRP 系统一体化。固定资产实施过程中也要充分体现医院运营信息化管理一体化理念。例如，固定资产系统直接与 HIS、LIS 系统联通，直接取得收入和工作量数据作为资产的效益分析，固定资产系统每个月计提折旧的金额直接导入成本核算系统中，这都是其他医院可以借鉴的宝贵经验。

第三节　医用耗材物流管理子系统的整体设计

医用耗材物流管理系统的设计，主要涉及预警管理、医嘱核销、科室业务（包括科室物资申领及查询）、采购管理、库存管理（包括物资的出入库、代销品管理、库存盘点、月末结账和即时库存查询）、付款管理（请款单的添加审核及查询）、报表查询、字典设置和系统管理等几大模块内容。医用耗材物流管理系统开发要求实现物流实物全过程跟踪管理和账务管理，做到账账相符和账物相符。

一、医用耗材物流管理子系统开发

医用耗材物流管理子系统的设计，需要实现医用耗材从科室申领、采购、采购入库、材料出库、物资请款、物资的跟踪查询、手术室实时核销、物资材料使用统计分析等的全过程跟踪管理。物流管理服务是一种以医院医用物资管理部门为主导、以物流信息技术手段为工具，通过合理使用社会资源，对全院的医用耗材在院内的供应、加工、配送等物流进行集中管理的方法。

医用耗材物流管理子系统开发的解决方案从医院整体业务发展全局考虑，结合最新的 IT 技术需求，构建一个基于新一代业务架构平台的管理系统，医用耗材物流管理子系统采用集中式部署，多层体系结构，并能按需定制、灵活掌握。医用耗材物流管理子系统各功能模块设计以满足医院实际业务功能流程为设计思想（见图 1–15）。

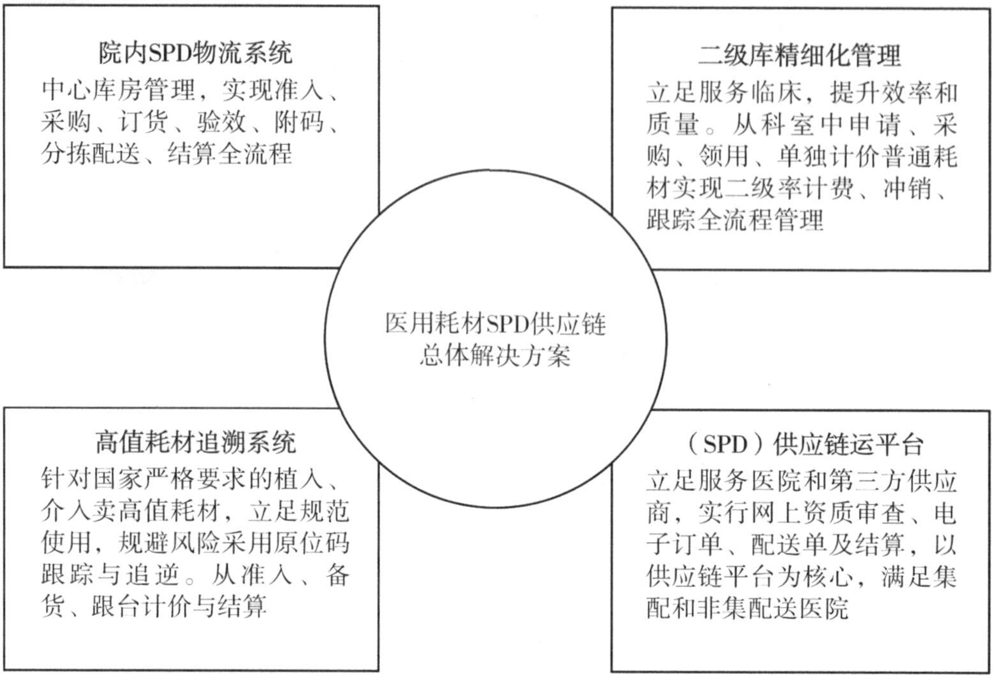

图 1–15　医用耗材解决方案整体布局

医院低值普通耗材主要为耗材档案管理、科室申领、采购计划、采购订单管理、采购验收、科室领用、库存管理等常规流程，相关流程设计如图 1–16 所示。

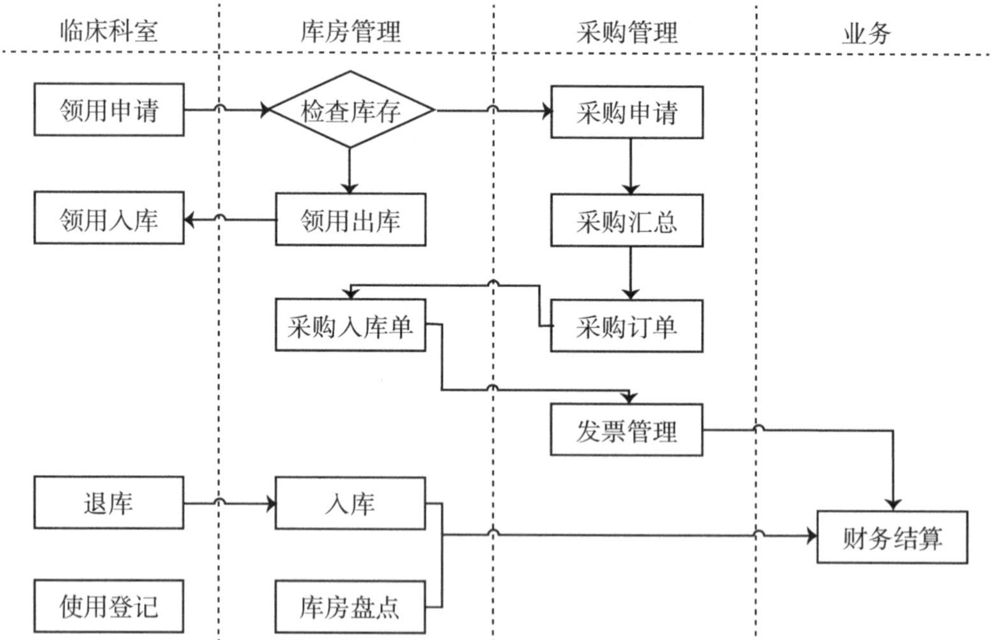

图 1–16　普通耗材管理流程设计

根据医院高值耗材普遍使用代销、跟台方式的管理特点，设计高值耗材管理功能模块（见图 1-17）。

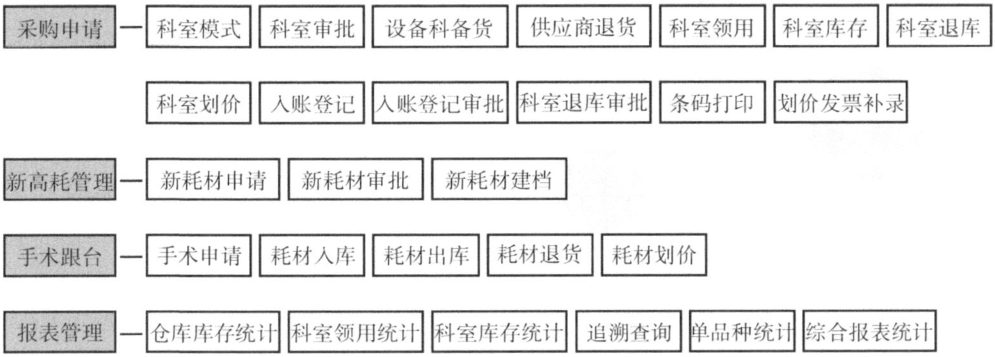

图 1-17　高值耗材管理功能模块

（一）库存管理模块

库存管理主要是全院医用耗材进销存管理，包括物资材料的进出库、库存的盘点、代销品管理以及月末结账，是医用耗材物流管理系统的最基础功能。通过接口，从原进销存管理系统中直接获取每天的出入库数据，经过处理后导入新系统中，以减少工作量。

（二）付款管理模块

付款管理主要是医用耗材请款的申请与审核流程，每月可添加请款单据，将请款的供应商的入库单据关联添加到相应的请款单中，以实现医用耗材物流管理子系统数据与纸质单据的准确对应，并可随同单据一同发送到财务科进行系统与纸质单据的审核确认，请款到付款的流程都能在系统中体现，这极大地方便了整个流程的进度跟踪。

（三）科室申领模块

设计科室申领模块，医用耗材物流管理子系统同时支持火狐浏览器登录和 OA 登录两种方式进行物资申领操作。科室申领模块提供全院临床和医技科室进行医用耗材的申领，科室可以在网上填写申领单，在确认发送前可对该单中的物资做增加、修改、删除操作。发送后，有库存的物资可以直接去仓库领用，无库存的物资则触发生成采购订单。同时提供科室配套表功能，可将每周经常申领的物资材料预先添加到配套表中，每次添加申领时可直接从配套表中导入，以节省申领的操作时间。

（四）条码管理模块

条码管理模块按代销品物资品牌分批进行。主要是为手术材料准备，每一个代销品生成一个院内条码，一物一码对应，在代销品进入医院时，登记生成条码，打印出标签在实物外包装进行粘贴。在物流系统中，代销品入院后的登记（开发供应商验货数据校验工具，方便医院对供应商材料的验收）、移库验收、使用和用后的记账整个流程可通过扫描条码进行，在提高效率的同时做到对代销品的全流程跟踪。

（五）手术室核销模块

手术室核销主要是对手术耗材的实时登记，以往手术耗材是手术使用后，通过手术耗材等纸质单据事后进行补录登记进医用耗材物流管理子系统，从使用到录入登记完成之间存在着时间差，若当月手术量大或者送单不及时，这个时间差甚至一连数月。医用耗材物流管理子系统实际为手术材料使用后，只需扫描手术材料对应的条码标签，便可快速将材料信息录入医用耗材物流管理子系统，确认核销后会同时生成一张代销出库单，供应商只需在规定时间内带单据到设备科进行核对，便可确认出库统计金额并开发票进行结算，手术材料的实时消耗登记，将使每个月医院手术材料的 HIS 收入数据与材料成本数据实现均衡。

（六）资质认证模块

资质认证模块是对医院准入的医用耗材及其供应商资质证件的登记管理，包括供应商资质认证和材料资质认证。其中，现在医用耗材物流管理子系统中供应商证件有营业执照和医疗器械经营许可证；材料资质认证有材料生产厂商的营业执照、生产许可证和材料注册证。资质认证功能需能对每一个证件设置有效期预警天数，对证件的有效期进行预警。而且对于证件的类型数量没有限制，医院可以根据自己的需要增加证件类型进行管理，以符合医院以后的发展需要。作为一个给医院带来便利改革的特色功能，需要进行重点开发。模块功能如图 1–18 所示。

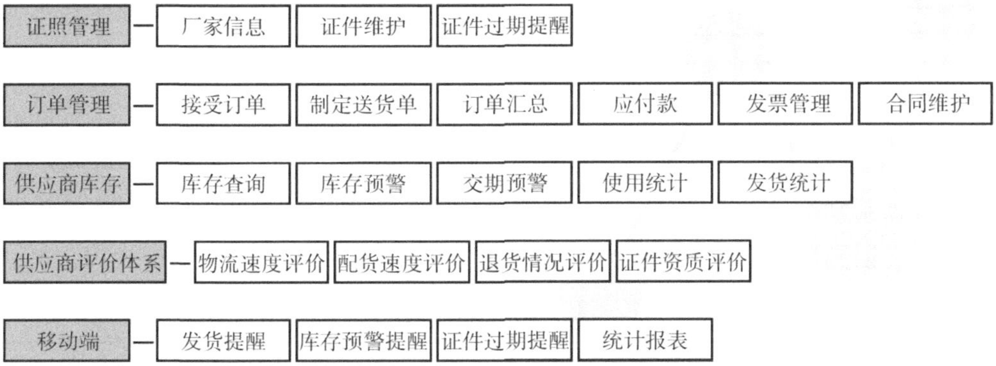

图 1–18　资质认证模块功能

（七）报表查询模块

医疗单位应提供医用耗材物流管理系统各方面数据的报表查询。报表查询包括纸质文档查询与电子文档查询。报表查询具体包含以下几个方面：（1）月结统计报表。对月结统计报表的查询，包括部门领用材料分类汇总表、物资入库金额汇总表、物资出库金额汇总表、仓库物资分类表（进销存）、入库账款分类明细表和科室月度领物明细表。（2）入库统计分析表。对入库材料数据的相关查询，包括供货商供货明细查询、物资入库分类统计、物资入库明细查询统计（按财务分类）和物资入库情况统计。（3）出（移）库统计分析表。对出库材料数据的相关查询，包括出库明细汇总、科室领用情况统计、物资出库金额统计、物资出库情况统计和代销品出库明细查询。（4）采购统计分析。对采购到货情况的查询，包括采购到货情况查询、科室物资申领统计表。（5）综合统计分析。对物流系统综合数据的分析查询，包括材料明细账、耗材占比分析和物资分类金额汇总。（6）自定义查询分析。对出入库以外系统数据的查询，包括物资字典编码库、中标产品采购情况查询、中标产品明细查询、仓库物资库存查询、资质认证查询和手术室核销材料清单查询。（7）按需选择字段出入库自定义查询。

（八）预警模块

对库存材料有效期、库存数量情况以及相关的供应商材料资质认证有效期等到期预警，提醒用户及时处理。该模块包括材料保质期预警、材料资质认证预警、供应商有效证件预警、安全库存预警、短缺货预警和收费材料新增或调价预警。

二、物流管理系统的实施

（一）基础字典准备

将医院旧资产管理系统中的医用耗材物资字典、物资分类字典、供应商、厂商及其他基础字典整理以及完善，整理出一套完善的、规范的、可自定义的基础性字典，以满足物流管理需要。字典的清单如表 1–6 所示。

表 1–6　基础字典

物资材料分类	物资材料财务分类	物资品种字典	材料规格型号字典
物资材料明细字典	材料证件类型	材料资质认证	厂商资质认证材料设定
供应商分类	供应商字典	供应商证件分类	供应商资质认证
生产厂商字典	地区编码	采购员设置	采购部门设置
仓库字典	付款方式	付款条件	运输方式
计量单位	结算方式	采购类型	业务类型
款项用途	款项性质	加成率计算公式配置	

（二）医用耗材物流管理子系统基础配置

要使整个医用耗材物流管理子系统的业务流程能够正常、稳定地运行，需要对医用耗材物流管理子系统进行基础配置，主要包括以下几个方面的内容。

1. 部门配置

医用耗材物流管理系统采用成本核算系统的科室字典。

2. 表单号生成规则配置

医用耗材物流管理系统整个过程产生的表单。

3. 系统参数配置

对条形码的生成、出库方式、条形码有效期等进行配置。

4. 用户权限配置

对医用耗材物流管理子系统的用户权限配置包括系统功能菜单、科室权限、仓库权限、仓库材料设定、角色资产类别、仓库供应商设定和供应商材料设定等多种权限进行管理。

（三）期初数据初始化及数据处理

期初数据初始化及数据处理，主要包括以下几个方面。

（1）将该物流系统上线前一个月仓库的期末数据作为当月的期初数据进行初始化。

（2）对于医用耗材物流管理子系统所涉及的所有表单（包括出库单、入库单、请款单、采购单等），根据医院的需求自定义好表单格式，并调整好打印机。

（3）确定好物流相关业务流程。

三、医用耗材物流管理子系统开发经验

第一，考虑系统开发的实施效果。在医用耗材物流管理子系统开发阶段，要考虑该系统能否顺利开展以及实施效果的好坏。

第二，重视管理流程的梳理与优化。管理流程的梳理与优化，是项目实施过程中非常重要的环节。系统软件主要是对医疗管理流程进行固化，所以在开发设计过程中，对于不合理的管理流程要进行优化或再造，这对医疗单位的物流管理非常重要。

第三，完善物资字典。物流的物资字典以及物资分类字典的完善，是整个实施过程中的基础。

第四，实现医用耗材物流管理系统与 HIS 系统互联。实现医院物资消耗与收费实时关联，各科室物资领用数据直接导入成本核算系统，以促进医疗单位的良好运营。

第二章　医疗器械企业质量管理体系评价

第一节　医疗器械企业质量管理评价体系基本概念及特点

一、基本概念及医疗器械质量管理体系的特点

（一）质量、质量管理及质量管理体系概念

1. 质量的概念

质量在社会发展的不同时期和阶段有着不同的定义和内涵，“质量”一词最初仅用于描述产品，如今“质量”一词已逐步延伸到不同的领域和范围，包括但不限于服务、过程、体系、组织及其以上的任意组合。1978 年，美国国家标准研究会（ANS）和质量协会（ASQ）定义：能够表示服务、产品等满足给定所需能力的特性和特征的总和即可理解为质量。国际标准化组织在《质量管理体系—要求》中定义质量的最终概念为“一组固有特性满足要求的程度”。

2. 质量管理的概念

有学者认为，质量管理就是一个组织从多个方面对其质量进行控制的管理过程，一般包括组织方面、过程方面和执行方面的管控。“质量就是适用性的管理，市场化的管理”。美国通用电气公司的费根堡姆（1961）提出质量管理是“为了能够在最经济的水平上考虑并充分满足顾客要求的条件下进行市场研究、设计、制造和售后服务，把企业内各部门的研制质量、维持质量和提高质量的活动构成一体的一种有效的体系”。在 2015 版的 ISO 9000 标准中称：在质量方面指挥和控制组织的协调活动即为质量管理。

3. 质量管理体系的概念

随着社会的不断发展和科技的日新月异，以及各国贸易的全球化和需求的持续增长，各个国家建立的质量保证体系和标准出现难以统一的矛盾。而国际统一的质量管理体系有利于全球技术交流并达成贸易合作，能够在一定程度上消除国际贸易的壁垒。为了解决在当时社会背景下出现的矛盾，1987 年，国际标准化组织编制发布了 ISO 9000 族质量管理体系的系列标准，该系列标准的发布和实施也使质量管理进入了标准化管理阶段。

在 2015 版的 ISO 9000 族标准中，定义质量管理体系是组织内部建立的、为实现质量目标所必需的、系统的质量管理模式。

总的来说，我国对于质量、质量管理、质量管理体系的研究还在不断地完善。随着国际标准的发布和推行，各国都根据 ISO 的标准对质量、质量管理、质量管理体系的概念进行了等同转化，有了统一的定义和认知。

（二）医疗器械质量管理体系特点

1. 国内外标准对医疗器械质量管理体系的要求

IS0 9001 质量管理体系认证是各个行业的通用标准，具有普适性。而医疗器械是一种特殊产品，它可以间接甚至直接用于人体，对其质量的可控性、产品的安全性和有效性有着极高的要求。因此，医疗器械行业专用标准：IS0 13485 应运而生，该标准由医疗器械通用和质量管理技术委员会（ISO/T C210）制定和发布，相比于 ISO 9001 标准，IS0 13485 标准更加强调法规的要求，这就需要医疗器械企业不仅要满足客户的需求，还要满足国家制定的医疗器械所适用的法规要求。IS0 13485 标准是在 ISO 9001 通用标准的基础上修订而成的，它将医疗器械的行业特点和产品的特殊性紧密结合。

我国的食品药品监督管理局在 1996 年推出了等同转化 IS0 13485 的医疗器械行业标准：YY/T 0287。一些比较先进的国内医疗器械企业也开始推行等同转化的国内标准 YY/T 0287—2017，以此来与世界接轨并进入国际贸易市场。综上所述，ISO 13485 标准已成为所有医疗器械企业遵循和适用的独立和专用的标准。

2. 行业监督管理法规对医疗器械质量管理体系的要求

早在 1990 年美国的医疗器械监管部门及欧盟委员会（European Commission）就编制和发布了医疗器械监督管理条例等医疗器械监管要求。随后医疗器械质量管理体系在世界很多国家或地区得到了推广和使用。虽然我国对医疗器械的监管相比于国外起步略晚，但已发布了大量有关医疗器械监督管理的法律法规及相关配套文件。蒋海洪、杨悦等认为，我国的医疗器械监督管理制度开始于 2000 年监督管理条例的实施，进步于 2014 年监督管理条例的修订，成形于 2016 年医疗器械全生命周期各项支撑性规章制度的发布。

总体而言，医疗器械行业的特殊性使得医疗器械企业的质量管理体系不仅要符合其行业标准的要求，还要符合监管法规的要求。值得欣慰的是，医疗器械的行业标准 YY/T0287 和医疗器械法规是一种相互关联和相互促进的关系。以 YY/T0287 标准为基础，我国发布了医疗器械的生产质量管理规范，如《医疗器械标准管理办法》。该规范充分结合了国内医疗器械的实际情况和行业特点，明确了建立质量管理体系是医疗器械企业生产经营的前提。YY/T0287 标准和《医疗器械标准管理办法》是医疗器械质量管理体系建立的有力支撑，两者在质量管理体系的建立中都起着举足轻重的作用。

综上所述，对质量、质量管理及质量管理体系的定义经历了很长一个时期的发展，但目前概念界定比较清晰，主要来自国际标准。而医疗器械质量管理体系自身也有一套完整的、专用的行业标准和法规要求，其以法规为原则和底线，以标准为框架和基础。

二、医疗器械质量管理体系发展研究

（一）国外医疗器械质量管理体系发展研究

质量管理对于任何一家企业的生产和发展都有着至关重要的意义。朱兰博士根据多年经验和知识体系曾经预言“二十一世纪是质量的世纪”。随着现代科学的不断发展和进步，质量管理已成为一门成熟的管理学科。公认的质量管理发展主要分为三个阶段（见图 2–1）。

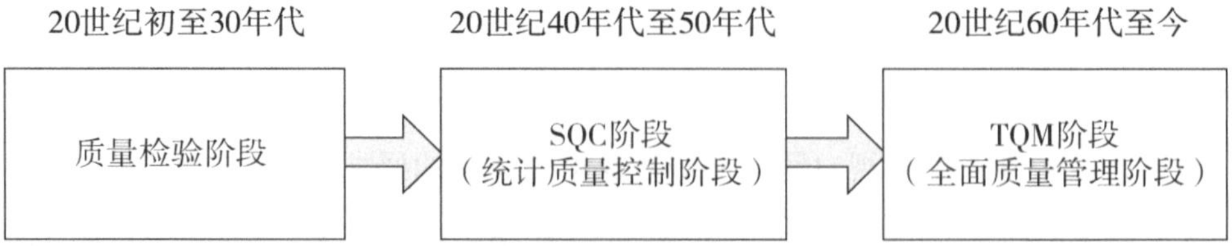

图 2–1　质量管理发展的三个阶段

从 20 世纪伊始直到 30 年代末，对质量管理的含义理解为对有形的实物进行检验且一般为全数检验，通过严格的检验来保证实物的质量。这一时期，质量管理还处于通过事后检验把关的质量检验时期，属于质量管理的初期发展阶段。随着社会的进步和发展，美国的弗雷德里克·温斯洛·泰勒（F.W.Taylor）根据多年研究发表了科学管理理论，提出在产品的生产制造过程中，应该按照岗位和工作内容的差异进行职责分工，自此之后质量检验才从生产制造过程中慢慢地独立出来，检验人员借助各种检验测试工具和方法，对产品进行合格与否的判定，将不合格的产品剔除出来，从而保证了产品到达客户端的质量。

20 世纪 40 年代至 50 年代是统计质量控制（Statistical Quality Control，SQC）阶段。由于事后把关的质量检验与生产过程的管理造成了很大的矛盾，与社会生产活动的发展和实际需求严重脱节。因此，新的质量管理方法应运而生，美国的沃特·阿曼德·休哈特（W.A.Shewhart）提出了六西格玛（Six Sigma，6σ）法则，即采用数理统计原理把控和衡量产品的不合格品率，目的在于将质量管理往产品的前端靠拢，由初期的事后把关变为较为先进的事前预防和事中把控。

20 世纪 60 年代，随着社会生产力的飞速发展，质量管理科学也出现了日新月异的变化，在此情况下，以美国的费根堡姆（A.V.Feigenbaum）和朱兰（Juran）等人为代表的质量管理大师共同提出了新的质量管理理念，至此，质量管理跨入全面质量管理（Total Quality Management，TQM）时期。全面质量管理可以理解为“全部过程、全员参与和全面的质量”，该理论的提出使质量管理发生了突飞猛进的变化。

日本的质量管理大师石川馨（2016）指出，全面质量管理是指使全员参与将顾客和组织的利益最大化，最终实现组织长期、稳定输出符合顾客需要且质量合格的产品的一种管理方法。在 ISO 13485 发布之前，国际上的医疗器械质量管理体系标准是不统一的。发达国家和地区通过制定自己的法规和指令集来监督管理本国或地区的医疗器械质量管理体系。

国外有学者认为 ISO 13485 标准是一个被社会广泛认可的国际化标准，并且受到行业内部和监管部门的广泛关注和推行，该标准极大地推动了各国推行医疗器械行业法规并要求企业建立有效的质量管理体系的脚步，医疗器械行业与国际标准先进的思想和方法紧密结合，为保障医疗器械的安全起到了保驾护航的作用。

（二）国内医疗器械质量管理体系发展研究

相比国外，国内的质量管理发展较晚。20 世纪 70 年代末之前，质量管理基本使用百分比抽样方法，80 年代初的时候，我国制定了计数抽样检验的标准，并开始进入统计质量管理阶段，全面质量管理在我国广泛开展起来。回顾我国医疗器械质量管理的发展历程，我国直至 1995 年才开始对医疗器械实行全面统一的管理。2000 年，国家发布了《医疗器械质量管理条例》作为医疗器械监督质量管理各个环节的依据，但在实际执行中发现，该版本的各项管理文件主要是针对医疗器械上市前的监管，对其上市后的监管仍缺少相关的要求和规章制度，仍未达到对医疗器械的全流程监督管理。经研读梳理条例，笔者还发现其并未对医疗器械质量管理体系提出相关要求，仅在医疗器械的注册管理办法的配套文件中提出，企业需要提交 QMS 的自查和考核报告才能达到注册要求。

医疗器械的研发和生产是一个涉及人们生命健康的民生行业，其发展和达到的水平是一个国家综合实力的体现，也是该国先进科学技术发展水平的体现。因此，持续推动我国医疗器械行业的发展，并不断对相关组织实施扶持、指导和监管，是我国药监部门的一项重要工作。此外，医疗器械的监督管理工作已经成为一个社会关注的热点问题，国家药监局等相关部门要形成研究机制，并对该机制是否健全、是否能统筹解决好问题进行考核和动态管理，以确保医疗器械的安全性和有效性，使其在检查和治疗过程中更好地发挥出应有的作用和价值。对于我国大多数的医疗器械生产企业来讲，随着社会的发展和企业对质量管理认识的深入，实行 ISO 13485 的体系认证并贯彻执行医疗器械相关监督条例和法规势在必行。

（三）质量管理体系评价研究

质量管理体系是一个系统的、复杂的、各要素间相互影响的系统工程。企业需要根据各自的特点将影响质量的若干体系要素组合，用一定的管理方法进行系统管理，并规范化和制度化，使其成为企业内部的工作规范。因此，质量管理体系的评价很难用简单的量化形式表现出来，严格意义上，质量管理体系的评价包括体系设计和体系运行两方面。研究评价方法是研究质量管理体系评价的核心与基础，因此，如何建立一个科学、完整、准确的质量管理评价体系是很多学者和企业的关注点。

1. 评价指标的确定

评价医疗器械质量管理体系需综合考虑多方面指标。产品质量指标包括产品合格率、不良事件发生率等，直接反映着产品质量水平；过程管理指标涵盖生产过程合规性、文件记录完整性等，以衡量企业生产运营流程的规范程度；人员管理指标如员工培训覆盖率、关键岗位人员资质等，主要体现企业人力资源对质量管理的支持；客户满意度指标主要通过收集客户反馈，了解产品与服务在市场中的表现。这些指标相互关联，全面反映企业质量管理体系运行效果。

2. 评价方法的选取

（1）模糊综合评价法。该方法适用于评价指标具有模糊性的情况。在医疗器械质量管理体系评价中，部分指标难以精确量化，如企业质量文化建设效果。模糊综合评价法通过构建模糊关系矩阵，对多个评价因素进行综合考量，得出较为客观的评价结果。例如，对企业质量文化从员工参与度、质量意识等多个模糊因素进行评价，最终确定企业质量文化水平等级。

（2）层次分析法（AHP）。层次分析法将复杂问题分解为多个层次，通过两两比较确定各指标相对重要性权重。在医疗器械质量管理体系评价中，可将产品质量、过程管理、人员管理等指标分为不同层次，计算各指标权重，明确影响质量管理体系的关键因素。如确定产品质量指标在整个评价体系中的权重，以便企业有针对性地改进质量管理重点环节。

（3）数据包络分析法（DEA）。DEA 方法主要用于评价多投入多产出系统的相对有效性。对于医疗器械企业，投入指标可包括人力、物力、财力资源，产出指标为产品质量、市场份额等。通过 DEA 分析，可判断企业在同行业中的相对效率，找出资源配置不合理之处，优化质量管理体系资源投入。例如，对比不同医疗器械企业在相同资源投入下的产品质量与市场表现，为企业改进资源配置提供参考。

第二节　医疗器械企业质量管理评价体系构建和实施分析

医疗器械直接关乎患者的生命健康与安全，其质量优劣至关重要。构建科学、完善且有效的质量管理评价体系，是医疗器械企业确保产品质量、提升市场竞争力以及赢得患者信任的核心所在。这一体系不仅有助于企业内部优化管理流程、控制产品质量，还能满足外部法规监管需求，促进整个医疗器械行业的健康、有序发展。

一、医疗器械企业质量管理评价体系构建

（一）构建原则

医疗器械企业质量管理评价体系的构建，应遵循法规符合性原则、风险导向原则、全面性原则、持续改进原则等。

1. 法规符合性原则

严格遵循国内外医疗器械相关法规与标准，如国际上的 ISO 13485 标准、国内的《医疗器械生产质量管理规范》等，以确保企业质量管理体系在法规框架内运行，从而使产品设计到销售全流程符合法规要求。

2. 风险导向原则

充分识别医疗器械从研发到使用全过程中的潜在风险，如设计缺陷、原材料质量风险、生产过程偏差风险等。以风险评估结果为依据，确定质量管理重点与资源投入方向，优先管控高风险环节，降低产品质量风险。

3. 全面性原则

涵盖企业运营的各个方面，包括产品研发、原材料采购、生产制造、质量检验、仓储物流、销售服务等，以确保每个环节都有相应的质量控制措施与评价指标，并形成完整的质量管理闭环。

4. 持续改进原则

质量管理评价体系应具备动态调整能力，能够根据企业内外部环境变化、法规更新以及产品质量反馈，持续优化评价指标与管理流程，推动企业质量管理水平不断提升。

（二）评价指标体系构建

1. 产品质量指标

（1）产品合格率。产品合格率反映生产过程中符合质量标准的产品比例，是衡量产品质量的基础指标。通过统计产品出厂检验合格数量与生产总数的比值，可直观了解产品质量的稳定性。例如，某医疗器械企业月生产血糖仪 10000 台，经检验合格 9800 台，则该月血糖仪产品合格率为 98%。

（2）不良事件发生率。不良事件发生率统计医疗器械在使用过程中出现不良事件的频率，其直接关系到患者安全。不良事件发生率低，表明产品质量可靠。如某批次心脏支架上市后，在一年内不良事件发生率为 0.5%，远低于行业平均水平，说明该产品质量较好。

（3）产品性能指标达标率。产品性能指标达标率主要是针对医疗器械的关键性能指标，如血压计的测量精度、呼吸机的通气参数准确性等，可以有效评估实际性能达到设计标准的比例。达标率越高，产品性能越可靠。

2. 过程管理指标

（1）生产过程合规性。生产过程合规性是指检查生产过程是否严格按照既定的生产工艺规程和质量控制标准执行。它包括生产环境控制、设备操作规范、人员资质与操作流程等方面的合规情况。例如，在无菌医疗器械生产车间，对环境洁净度、人员无菌操作等进行定期检查，以确保生产过程符合无菌要求。

（2）文件记录完整性。企业的质量管理文件，如质量手册、程序文件、作业指导书以及各类生产记录、检验记录等，应完整、准确且可追溯。通过检查文件记录的完整性，可评估质量管理体系的有效运行情况。如果生产记录缺失关键工序参数记录，则可能影响产品质量追溯与问题排查。

（3）生产过程稳定性。运用统计过程控制（SPC）等方法，监测生产过程中的关键质量特性数据波动情况。数据波动小，表明生产过程稳定，产品质量一致性好。例如，在注射器注塑生产过程中，通过 SPC 监控产品尺寸数据，可以确保生产过程稳定。

3. 人员管理指标

（1）员工培训覆盖率。衡量企业对员工进行质量管理相关培训的覆盖程度。定期组织员工参加质量管理体系培训、岗位技能培训等，以确保员工具备相应的知识与技能。例如，某企业有 500 名员工，当月参加质量管理培训的有 450 人，则员工培训覆盖率为 90%。

（2）关键岗位人员资质。对于涉及产品质量关键环节的岗位，如研发工程师、质量检验员、生产工艺师等，要求具备相应的专业资质与经验，以确保关键岗位人员持证上岗，且资质符合法规与企业要求。

（3）员工质量意识。通过问卷调查、员工访谈等方式，了解员工对质量管理的认知与重视程度。员工质量意识强，有助于在日常工作中自觉遵守质量管理规定，保障产品质量。

4. 供应商管理指标

（1）供应商资质审核通过率。对供应商进行资质审核，包括企业资质、生产能力、质量保证体系等方面。审核通过率反映了企业对供应商筛选的严格程度。如对 100 家潜在供应商进行审核，通过审核的有 80 家，则供应商资质审核通过率为 80%。

（2）原材料质量合格率。要统计供应商提供的原材料经检验合格的比例，原材料质量直接影响着产品质量，而确保原材料质量合格率高是保障产品质量的前提。例如，某企业采购的电子元器件，经检验每月平均合格率为 99%。

（3）供应商交货及时率。这是衡量供应商按时交付原材料的能力，交货及时率低可能导致企业生产中断，影响生产计划与产品交付。如某供应商在一个季度内共应交货 10 次，按时交货 8 次，则供应商交货及时率为 80%。

5. 客户满意度指标

（1）客户投诉率。客户投诉率是指统计客户对产品质量、服务等方面投诉的比例。客户投诉率低，表明客户对产品与服务满意度高。如某企业在一个月内共收到客户投诉 10 起，当月销售产品 10000 件，则客户投诉率为 0.1%。

（2）客户忠诚度。通过客户重复购买率、推荐意愿等指标衡量客户忠诚度。客户忠诚度高，说明企业产品与服务得到客户认可，有助于企业长期发展。例如，某医疗器械产品老客户重复购买率达到30%，这表明客户对该产品较为满意，忠诚度较高。

二、医疗器械企业质量管理评价体系实施

（一）培训与宣贯

组织全体员工参加质量管理评价体系培训，详细讲解体系的目标、意义、评价指标以及各部门、各岗位在体系中的职责与工作流程，要确保员工理解体系要求，明确自身工作对产品质量的影响。通过内部宣传栏、企业内部刊物、邮件等多种渠道，对质量管理评价体系进行宣贯，以营造全员参与质量管理的良好氛围，提高员工对质量管理的重视程度与积极性。

（二）数据收集与监测

建立完善的数据收集机制，明确各部门负责收集的数据类型、收集频率与方法，如质量检验部门负责收集产品检验数据、生产部门负责收集生产过程数据等。运用信息化手段，如质量管理系统（QMS），对各类数据进行实时监测与分析。通过设置预警阈值，当数据出现异常波动时，系统自动发出预警，提醒相关人员及时处理。例如，当产品合格率连续两周低于95%时，QMS系统自动向质量负责人发送预警信息。

（三）内部审核与管理评审

内部审核是指按照质量管理评价体系要求，定期对企业各部门、各环节的工作进行全面检查。审核内容包括文件记录是否完整、生产过程是否合规、质量控制措施是否有效执行等。通过内部审核，发现体系运行中的问题与不符合项，及时制定整改措施并跟踪整改效果。企业管理层定期进行管理评审，对质量管理评价体系的适宜性、充分性与有效性进行全面评价。根据内部审核结果、客户反馈、法规变化等因素，对体系进行优化调整，以确保体系持续符合企业发展需求。例如，当法规对医疗器械产品标签标识有新要求时，管理层在管理评审中要及时调整相关质量控制措施与评价指标。

（四）持续改进

根据内部审核、管理评审以及日常数据监测发现的问题，组织相关部门进行原因分析，制定针对性的改进措施。改进措施应明确责任部门、责任人、完成时

间以及预期效果。例如，针对生产过程中某工序质量不稳定问题，工艺部门通过优化工艺参数、加强员工培训等措施进行改进。对改进措施的实施效果进行跟踪评估，验证改进措施是否有效解决问题。如改进后该工序产品不良率显著下降，说明改进措施有效；若问题未得到解决，则重新分析原因，调整改进措施，直至问题得到有效解决。通过持续改进，不断提升企业质量管理水平。

医疗器械企业质量管理评价体系的构建与实施是一项系统而复杂的工程，涉及企业运营的各个环节与全体员工。通过遵循科学的构建原则，建立全面、合理的评价指标体系，并有效实施培训宣贯、数据监测、内部审核、持续改进等措施，企业能够不断提升质量管理水平，保障医疗器械产品质量。尽管在构建与实施过程中面临法规更新、数据管理、员工素质、供应商管理等诸多挑战，但通过采取针对性的应对策略，企业能够克服困难，使质量管理评价体系持续有效运行，为企业在激烈的市场竞争中赢得优势，进而推动医疗器械行业健康发展，更好地服务于患者健康需求。

第三节　企业医疗器械质量管理体系建立与项目管理应用

建立完善的质量管理体系不仅是满足法规要求的必要举措，更是提升医疗器械生产企业核心竞争力、保障患者权益的关键所在。而项目管理作为一种科学的管理方法，在医疗器械质量管理体系的建立过程中发挥着重要作用，能够帮助企业高效地整合资源、规划流程、监控进度，确保质量管理体系顺利搭建并有效运行。

一、医疗器械质量管理体系概述

（一）法规要求与标准

医疗器械行业受到严格的法规监管，国内外均制定了一系列详尽的法规与标准。国际上，ISO 13485 标准是医疗器械质量管理体系的重要指南，其强调法规符合性与风险管理，要求医疗器械生产企业从产品设计、开发、生产到销售及售后的全生命周期，都需严格遵循法规要求并有效管控风险。在国内，《医疗器械生产质量管理规范》等法规明确规定了医疗器械生产企业在厂房设施、设备管理、文件控制、生产过程、质量控制等方面的具体要求，医疗器械生产企业必须确保质量管理体系与之高度契合。

（二）质量管理体系核心要素

1. 管理职责

医疗器械生产企业高层需明确质量方针与目标，为质量管理体系提供战略指导。同时，清晰界定各部门与岗位在质量管理中的职责与权限，以确保责任落实到人，避免推诿扯皮的现象发生。

2. 资源管理

资源管理主要涵盖人力资源、基础设施、工作环境等方面。需要配备具备专业知识与技能的人员，并提供先进的生产与检测设备，努力营造适宜的生产与办公环境，为质量管理体系的有效运行提供坚实保障。

3. 产品实现过程

从产品设计开发的策划、输入、输出，到原材料采购、生产过程控制、产品检验与放行，每个环节都需严格把控，以确保产品符合质量要求。

4. 测量、分析与改进

建立有效的监测机制，对质量管理体系运行数据进行收集、分析，及时发现问题并采取改进措施，以推动质量管理体系持续优化。

二、项目管理在医疗器械质量管理体系建立中的应用

（一）项目启动阶段

1. 明确项目目标与范围

医疗器械生产企业需精准确定质量管理体系建立项目的目标，如在特定时间内通过法规认证、提升产品质量稳定性等。同时，清晰界定项目范围，涵盖体系涉及的所有部门、产品类别、管理流程等，避免项目实施过程中出现范围蔓延。

2. 组建项目团队

挑选具备医疗器械行业知识、质量管理经验以及项目管理技能的人员组成项目团队。团队成员应包括质量专家、法规顾问、各部门业务骨干等，以确保从不同专业视角推动项目进展。例如，质量专家负责制定质量标准与流程，法规顾问

要确保体系符合法规要求，业务骨干则要将实际业务需求融入体系设计。

3. 制定项目章程

明确项目的目标、范围、团队成员职责、项目时间表以及关键里程碑等内容，为项目实施提供明确的指导与约束。项目章程须经企业高层审批，以获取必要的资源与支持。

（二）项目规划阶段

1. 制定质量管理体系规划

依据法规标准与医疗器械生产企业实际情况，规划质量管理体系架构。要确定质量手册、程序文件、作业指导书等文件的框架与内容，并梳理各管理流程，如采购流程、生产流程、检验流程等。例如，在采购流程规划中，要明确供应商选择标准、采购合同签订流程、原材料验收标准等关键环节。

2. 项目进度规划

要运用项目管理工具，如甘特图等，制订详细的项目进度计划。将质量管理体系建立过程分解为多个可管理的任务，如文件编写、培训计划制订、内部审核策划等，并为每个任务设定合理的时间节点与里程碑。例如，文件编写任务可分为初稿撰写、内部评审、修改完善等阶段，每个阶段设定明确的完成时间。

3. 资源规划

资源规划主要是评估项目所需的人力、物力、财力资源。要确定项目团队成员的工作时间安排，并采购必要的设备与软件工具，如质量管理系统软件、检测设备等，同时还要制订预算计划，以确保资源合理分配与有效利用。

（三）项目执行阶段

1. 文件编写与发布

项目团队应按照规划，组织人员编写质量管理体系文件。文件内容应简洁明了、具有可操作性，且符合法规要求与医疗器械生产企业的实际业务。编写完成后，要经过多轮内部评审与修改，以确保文件质量。文件发布时，应明确发布范围与生效时间，同时还要做好版本控制。

2. 培训与宣贯

针对质量管理体系文件内容，要制订全面的培训计划。对医疗器械生产企业全体员工进行分层分类培训，包括高层管理人员的理念培训、中层管理人员的流程培训、基层员工的操作培训等。通过培训，可以确保员工理解质量管理体系要求，并掌握本岗位在体系中的职责与工作方法。同时，通过内部宣传栏、邮件、会议等多种渠道进行宣贯，以营造全员参与质量管理的良好氛围。

3. 体系试运行

体系试运行是指在医疗器械生产企业内部全面启动质量管理体系试运行。各部门按照文件规定的流程与要求开展工作，记录运行过程中的数据与问题。项目团队密切关注试运行情况，及时协调解决出现的问题，如流程不畅、职责不清等。例如，在生产部门试运行过程中，发现某生产工序的质量控制标准不够明确，项目团队及时组织相关人员进行讨论，修订标准并重新培训。

（四）项目监控阶段

1. 进度监控

进度监控是指定期对照项目进度计划，检查各项任务的完成情况。通过项目进度报告、会议等方式，及时发现进度滞后的任务，并分析原因，采取针对性措施加以解决。例如，若文件编写任务进度滞后，可能是编写人员资源不足或对法规理解存在偏差，项目团队可增加编写人员或组织法规培训。

2. 质量监控

质量监控是指对质量管理体系文件的质量、运行效果进行监控。通过内部审核、管理评审等方式，检查体系文件的合规性、完整性以及实际运行与文件要求的一致性。例如，在内部审核过程中，检查采购流程是否按照程序文件规定执行，相关记录是否完整准确。

3. 风险监控

风险监控主要指识别项目实施过程中的潜在风险，如法规变更风险、人员变动风险、技术难题风险等。制订风险应对计划，定期对风险进行评估与监控，确保风险处于可控状态。例如，若法规出现变更，项目团队应及时评估对质量管理体系的影响，调整体系文件与实施计划。

（五）项目收尾阶段

1. 体系认证与评估

在质量管理体系试运行一段时间且各项指标达到预期后，医疗器械生产企业可申请外部认证机构进行认证审核。项目团队协助认证审核工作，可以确保顺利通过认证。同时，对质量管理体系建立项目进行内部评估，总结经验教训，为后续项目提供参考。

2. 项目成果移交与总结

医疗器械生产企业将质量管理体系相关文件、记录、培训资料等成果移交给相关部门，确保体系能够持续有效运行。对项目团队成员的工作表现进行评估与反馈，以表彰优秀成员，激励团队成员不断提升项目管理能力。

三、项目管理应用对医疗器械质量管理体系建立的价值

（一）提高效率

通过项目规划与进度管理，合理安排任务顺序与时间，避免工作重复与延误，显著提高质量管理体系建立的效率。例如，明确各文件编写任务的责任人与时间节点，以确保文件编写工作有序推进，相比无规划状态可大幅缩短体系搭建周期。

（二）保障质量

项目管理中的质量监控环节，通过内部审核、管理评审等手段，对质量管理体系的文件质量与运行效果进行严格把关，以确保体系符合法规要求与企业实际需求，有效提升体系质量。例如，定期进行内部审核，及时发现并纠正体系运行中的问题，以保障体系的有效性与稳定性。

（三）优化资源配置

项目管理的资源规划功能，能够根据项目需求合理分配人力、物力、财力资源，避免资源浪费。例如，根据项目进度与任务需求，精确安排项目团队成员的工作时间，合理采购设备与软件，以提高资源利用效率。

（四）增强风险管理能力

项目管理中的风险识别、评估与应对机制，可以帮助医疗器械生产企业提前识别质量管理体系建立过程中的潜在风险，并制定相应措施加以防范与应对。例

如，针对法规变更风险，提前建立法规跟踪机制，及时调整体系内容，以降低风险对项目的影响。

四、案例分析

某医疗器械生产企业计划建立一套全新的质量管理体系，以满足日益严格的法规要求与市场竞争需求。企业引入项目管理方法，组建了跨部门项目团队，包括质量部、研发部、生产部、采购部等部门的骨干人员。

在项目启动阶段，明确项目目标为在一年内建立符合 ISO 13485 标准与国内法规要求的质量管理体系，并通过认证；制定项目章程，确定项目团队成员职责与项目时间表。

项目规划阶段，制定详细的质量管理体系规划，包括编写质量手册、程序文件、作业指导书等共计 50 余份文件。运用甘特图制订项目进度计划，将项目分为文件编写、培训、试运行、内部审核、认证准备等多个阶段，每个阶段设定明确的时间节点与里程碑。同时，进行资源规划，调配 10 名专业人员参与项目，并采购了一套先进的质量管理系统软件。

项目执行阶段，项目团队要按照计划推进文件编写工作，并经过多次内部评审与修改，以确保文件质量。企业组织了 20 余场培训活动，覆盖了企业全体员工，主要是为了提高员工对质量管理体系的认知与执行能力。质量管理体系试运行期间，项目团队及时解决了生产流程不顺畅、检验标准不明确等 10 余个问题。

项目监控阶段，通过定期的项目进度报告与会议，可以确保项目按计划推进。每月进行一次内部审核，对体系运行情况进行监控，发现并整改不符合项 30 余项。同时，还要密切关注法规动态，及时调整体系文件以适应法规变更。

项目收尾阶段，企业顺利通过了外部认证机构的审核，获得了 ISO 13485 认证证书。对项目进行内部评估发现，项目管理方法的应用使质量管理体系建立周期缩短了 20%，资源利用率提高了 15%，体系运行效果良好，产品质量投诉率显著下降。

在医疗器械企业建立质量管理体系的过程中，项目管理的应用具有不可忽视的价值。通过科学的项目管理方法，从项目启动到收尾的全流程管控，能够有效提高质量管理体系建立的效率、保障体系质量、优化资源配置并增强企业风险管理能力。医疗器械企业应充分认识到项目管理的优势，结合自身实际情况，合理运用项目管理方法，以推动质量管理体系的高效建立与持续优化，为企业的长远发展奠定坚实基础。随着医疗器械行业的不断发展与法规标准的日益严格，项目管理在质量管理体系建设中的应用将更加深入与广泛，助力企业在激烈的市场竞争中脱颖而出，为保障公众健康提供优质、可靠的医疗器械产品。

第三章　医疗器械企业战略成本管理

第一节　战略成本管理理论研究

一、战略成本管理的相关概念

（一）成本管理的内涵

有学者认为，成本管理的目的是提升成本信息的效益性并提高企业管理的效率。国外的相关研究普遍认为，成本管理是在客户需求得到实现的条件下所实施的控制企业各项成本发生的一系列行为。国内学者主要是依据《成本管理大辞典》来明确成本管理的定义。该辞典指出，成本管理主要是指发生在生产环节和经营管理环节的，针对产品所发生的一系列成本而实行的成本预测行为、成本决策行为、成本计划行为、成本控制行为、成本核算行为、成本分析行为以及考核行为。成本管理的目的主要是在确保企业产品质量的情况下，尽可能以较低的成本获得更多的利润。在该定义中，成本管理被认为是企业日常管理过程中的重要内容。根据国内外对成本管理的定义，笔者认为，成本管理是指企业对生产经营活动中的一系列成本因素进行分析和管控的过程，包含成本预测、成本控制、成本核算、成本分析、成本考核，是企业管理中非常重要的环节。

（二）战略成本管理的内涵

国外学者对战略成本管理开展的研究最早开始于20世纪80年代末，虽然学者普遍认为企业非常有必要实施战略成本管理，但是还未能针对战略成本管理形成一致的定义。通过文献研究发现，企业战略理论主要基于竞争战略学派、资源配置战略学派和目标战略学派的观点。竞争战略学派认为，企业战略的重点是提升企业市场竞争力，代表人物是哈佛大学的迈克尔·波特。他提出了三种通用竞争战略，即成本领先战略、差异化战略和集中化战略。

我国学者对战略成本管理的内涵持有不同的观点。第一种观点认为，战略成本管理是指通过分析企业自身情况以及企业的竞争对手的情况，进而制定企业的战略，提升竞争力，从而使企业能从容应对外部环境的变化；第二种观点认为，战略成本管理通过分析战略环境、规划、实施以及业绩，明确了各类战略目标下成本管理的方法；第三种观点认为，战略成本管理实施前需要综合考量企业所处的竞争环境，以便更好地实施成本管理；第四种观点认为，战略成本管理是为了使企业能够拥有长期的竞争力而进行的成本管理方法。

根据国内外的相关研究，笔者认为企业战略成本管理是将成本管理置于战略管理的广泛空间，从战略高度对企业及其关联企业的成本行为和成本结构进行分析，来为战略管理服务。

二、战略成本管理的基本内容

（一）企业战略成本管理的主体

企业战略成本管理的主体是成本战略的制定和组织实施者。该主体的经济利益、工作职责和管理权限、综合素质等都会对企业的战略成本管理的实施产生很大的影响。关于企业战略成本管理者的层次，需要根据公司的治理结构来针对性地分析。对于公司制企业而言，需要拥有规范的公司治理结构。企业战略成本管理主体主要可划分为四个层次：股东大会、董事会、总经理或经理部门和职能部门的经理。实际上，四个层次也可以简单划分为两类，也就是所有者和日常经营者两类。一般情况下，学者普遍认为企业管理者只是日常经营者，不包括企业的所有者。然而，从企业的战略成本管理的角度来看，如果不把企业的所有者算入管理者类型的话，可能会影响企业的长期发展。由于企业所有者和日常经营者的关注点不一样，也许会导致两者的战略成本管理的主要方向存在差异，因此企业需要通过建立保障战略管理顺利实施的激励制度，进而提升企业所有者和日常经营者的积极性，最终促进企业的发展。

（二）企业战略成本管理的客体

企业战略成本管理的客体是由战略成本管理者所管理的对象，包括成本与从战略上影响成本的企业内部和外部环境因素。通过将其与传统成本概念的比较发现，成本管理体系的构建需要与战略目标相匹配。根据企业成本的特点，按不同的标准对企业成本进行分类，如静态成本与动态成本、客观成本与主观成本、短期成本与长期成本、有形成本与无形成本等。由于环境的不断变化也会导致企业的成本发生变化，因此在实施战略成本管理的时候需要首先对环境有一定的了解，分析环境的具体情况，剖析环境与企业成本之间的相关关系，制定适宜的战略成本管理体系。

（三）企业战略成本管理的方法

关于战略成本管理的方法，主要从分析方法、定价方法以及具体模式三个角度来进行阐述：（1）就战略成本管理的分析方法而言，主要是参考美国的策略成本管理当中所提出来的各类方法，主要涉及策略性成本分析法、目标成本法以及生命周期法，还有综合考虑财务因素以及非财务因素的平衡绩效法；（2）就战略成本管理的定价方法而言，主要包含根据产品属性确定的计算方法、根据产品生命周期确定的计算方法、根据价值链确定的计算方法、根据目标成本确定的计算方法等；（3）就战略成本管理的具体模式而言，主要涉及克兰菲尔德模式、罗宾模式以及桑克模式。这里选用了桑克模式来构建医疗器械企业的战略成本管理体系，思路见图 3–1。

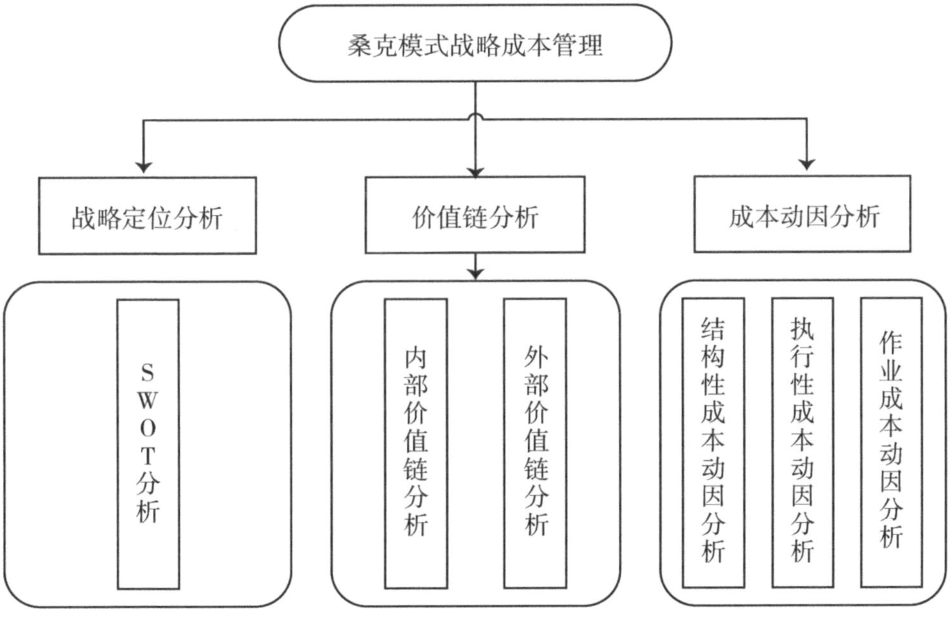

图 3–1　桑克模式战略成本管理

（四）企业战略成本管理的目标

企业战略成本管理目标的确定需要将成本管理放在与企业内部经营活动及战

略目标确定的相互关系中考察。由于成本的发生与企业的各种因素息息相关，而且它会影响企业的决策方案和战略目标的制定。如果过分关注成本本身，也许会导致成本管理的方案与战略目标相违背，因此，企业需要站在战略的角度，加强成本管理，拓宽思路，进而实现企业战略成本管理的目标。其目标可概括为：降低成本；增加企业利润；取得竞争优势；配合企业的人才竞争。

综上所述，企业战略成本管理的目标并不是简单地降低成本，而是需要从战略目标的角度出发，探讨企业发展过程中的内部和外部价值链环节的成本管理，从而获取成本方面的长期优势。

三、战略成本管理的分析工具

战略成本管理的分析工具是指战略定位分析、价值链分析和成本动因分析，这三个分析工具是紧密相连的，也是不可分割的。

（一）战略定位分析

战略定位分析是指企业根据市场的情况和自身发展情况，针对竞争对手确定竞争战略的一个过程。该分析需要先用 SWOT 分析法来剖析企业内部和外部的环境，然后分析运用波特五力模型、BCG 矩阵、产品生命周期理论等方法分析行业的定位、市场的定位以及产品的定位，根据上述的分析最终确定企业需要采取的竞争战略。

1.SWOT 分析

SWOT 分析主要是对企业的内部优势和劣势以及外部机会威胁进行分析，进而判断企业适合采用哪种竞争战略。S 为内部优势，W 为内部劣势，O 为外部机会，T 为外部威胁。当内部优势与外部机遇并存时（SO），需要选择增长型战略；当内部优势与外部威胁并存时（ST），需要选择多元化战略；当内部劣势与外部机遇并存时（WO），需要选择扭转型战略；当内部劣势与外部威胁并存时（WT），需要选择防御型战略。

2. 波特五力模型

波特五力模型是通过对企业的竞争对手威胁、行业新进入者的壁垒、替代者的威胁、供应商的议价能力、购买方的议价能力五个方面的力量来分析企业的行业环境的，这样的方式有利于企业构建自身在行业中的优势。

3.BCG 矩阵

BCG 矩阵的横轴是相对市场份额，纵轴是市场增长率。相对市场份额表示的是企业产品目前的发展情况以及优势，市场增长率表示企业产品的未来竞争力以及扩张情况。根据矩阵将相对市场份额、市场增长率各分为高低两种情况，所形成的四种类型分别是四种产品，针对不同情况选择不同的战略。

4. 产品生命周期

产品生命周期是指自产品从市场上出现开始算起，直到消失的整个时期，基本可分成产品导入、产品成长、产品成熟和产品衰退四个时期，对应不同时期，企业应当选择对应的竞争战略以应对存在的风险。

（二）价值链分析

价值链分析一般需要从内部价值链和外部价值链进行综合分析。

1. 内部价值链分析

内部价值链分析主要是通过关注企业内部的各个价值链环节来进行成本控制。通过波特提出的价值链模型可以得知价值活动一般分成基本活动和辅助活动两大类：基本活动包含生产环节、营销环节及售后服务环节等；辅助活动包含采购环节、研发环节及企业的职能活动等。

2. 外部价值链分析

外部价值链主要包括纵向价值链和横向价值链，分别指的是行业价值链和竞争对手价值链。行业价值链一般情况下可以从上游和下游两个部分去分析，进而分析行业的整体情况，了解企业在行业中所处的定位，进而充分挖掘上下游的潜力。上游价值链主要是原材料从采购到进入生产环节的价值增值过程，主要需要控制原材料采购成本；下游价值链主要涉及用户购买使用产品或服务的过程，主要需要控制企业为了将产品销售出去而付出的成本。由此可见，行业价值链分析是十分重要的。此外，竞争对手价值链分析也很关键。通过对竞争对手价值链进行分析，可以进一步了解到竞争对手成本管理的优势以及劣势，取长补短，进而建立企业的竞争优势。

（三）成本动因分析

通过成本动因分析，可以发现企业价值链各个环节的资源消耗情况，采取一些措施对成本动因实时控制便可降低企业的各类成本。成本动因分析可以分为结构性成本动因分析、执行性成本动因分析、作业成本动因分析三个部分。

1. 结构性成本动因分析

结构性成本动因是指企业在开始日常经营活动前就明确了成本驱动因素。该分析方法主要是根据各项成本动因对价值链活动成本的影响，以确定对企业最有利的宏观条件，比如企业的规模、技术等，这些宏观条件一旦确定，就无法轻易地改变。该动因从根源上决定了企业所拥有的成本地位。

2. 执行性成本动因分析

执行性成本动因是指与企业实际的执行活动相关的成本动因。该分析方法是在前面所说的结构性成本动因的基础上，对价值链各个环节的成本进行控制，具体涉及调整产品结构、加强企业生产能力等。该动因会间接影响企业成本的发生。

3. 作业成本动因分析

作业成本动因是指与企业实际发生的各项活动有关的成本动因。该动因分析可以通过对各个实际运营环节进行分析，判断其创造的价值以及需要消耗的成本是否与企业整体的战略目标一致，进而判断是否需要调整战略计划。该动因会直接影响企业发生的各类成本费用。

成本动因分析的三部分内容较为全面地包含了企业可能产生成本的所有驱动因素，三部分之间是一环套一环的，不可分割。通过分析、控制这些成本动因，可以根据企业的战略目标实施成本管理，进而提升企业竞争力。

第二节　我国医疗器械行业分析

在全球医疗健康产业蓬勃发展的大背景下，我国医疗器械行业凭借独特的市场环境与政策支持，正逐步迈向高质量发展的新征程。这一行业不仅关乎民众的健康福祉，更是医疗体系现代化建设的关键支撑。深入剖析我国医疗器械行业现状，对洞察其未来发展趋势、推动产业升级具有重要意义。

一、市场规模持续扩张

从近年来的发展态势来看，我国医疗器械行业市场规模呈现出强劲的增长势头。2023 年，我国医疗器械整体行业营业收入达 1.31 万亿元，2018—2023 年的年均复合增长率为 10%，这一增速显著高于医药工业整体水平，彰显出医疗器械行业强大的发展活力。进入 2024 年，市场规模进一步攀升，据中国物流与采购联合会医疗器械供应链分会数据，当年我国医疗器械工业市场规模突破 1.2 万亿元，同比增长约 2.2%。而在 2024 年中国医学装备大会上透露，2024 年中国医学装备市场规模更是达到 1.35 万亿元，同比增长约 6%。大规模设备更新政策等利好因素持续发酵，使得市场在 2024 年四季度全面回升，并在 2025 年一季度加速上扬。这一系列数据表明，我国医疗器械市场正处于持续扩张阶段，市场潜力巨大。

二、企业数量稳步增长

在生产端和经营端，中国医疗器械企业数量均呈现出稳定的增长态势。截至 2024 年 6 月，我国医疗器械生产企业数量已达 3.28 万余家，是 2018 年的 2 倍，反映出行业吸引力不断增强，越来越多的市场主体投身于医疗器械生产领域。在经营领域，截至 2024 年上半年，全国二类、三类器械经营企业数量已超过 142 万家，经营企业数量的快速增长，一方面源于国内市场规模的不断扩大，医疗服务需求的持续释放，刺激了对医疗器械产品的流通需求；另一方面，院外医疗器械零售市场的逐步拓展，也为医疗器械经营企业提供了广阔的发展空间。众多企业的参与，在丰富市场供给的同时，也加剧了市场竞争，推动行业不断优化升级。

三、创新成果丰硕

创新是医疗器械行业发展的核心驱动力。近年来，我国医疗器械行业在创新方面成果显著。从创新医疗器械获批数量来看，截至 2024 年 11 月，国家药监局共批准 302 个创新医疗器械，近两年呈现出快速发展的良好态势。在重点领域，如生物材料器械、医用机器人、医学影像设备、人工智能（AI）医疗器械等，创新成果尤为突出，累计获批创新产品数分别为 63 个、34 个、20 个、12 个。这些以新质生产力为代表的创新产品，不仅提升了我国医疗器械产品的技术含量，也在一定程度上改变了市场竞争格局，其市场份额逐步提升。同时，我国医疗器械创新链资源不断优化，目前已开设医疗器械相关专业的高校达 651 所，布局国家高性能医疗器械创新中心等国家级载体 45 家，建有医疗器械临床试验机构 1317 家、动物实验机构 2014 家、医疗器械合同研究组织（CRO）181 家等，为医疗器械创新提供了坚实的人才、技术与科研支撑。

四、国际竞争力逐步提升

我国医疗器械产业的国际竞争力近年来显著增强，主要体现在对外贸易结构持续优化以及企业“走出去”步伐加快两个方面。在对外贸易方面，2024 年前三季度，我国医疗器械对外贸易总额同比由负转正，增速达 4.40%，较上半年提升约 0.6 个百分点，出口总额同比增长 7.21%，各品类出口均实现正增长，预计全年出口增速约 8%。我国医疗器械产业针对发达国家的出口显著复苏，2024 年前三季度，对美国出口同比增长 10.72%，对美欧地区发达国家的出口增长贡献率合计占比超过 73%，荷兰、德国、英国、加拿大等国家也成为重要的出口市场。在企业“走出去”方面，尽管面临前端服务缺失、渠道对接受阻、服务支持滞后等挑战，但众多企业积极探索海外市场，通过开展海外市场调研，分析全球各国医疗器械进出口结构，拓展“一带一路”沿线、东亚 / 东南亚、RCEP 等国家和地区的市场机会，并努力保障产品售后维修服务，逐步提升在国际市场的影响力与市场份额。

五、区域发展各具特色

以长江三角洲地区为例，该区域是我国医疗器械产业发展最具活力的地区之一，具有集聚度高、国际化程度高、创新能力强等特点，在产学研结合方面优势明显。截至 2024 年 9 月底，长江三角洲地区开设医疗器械相关专业的高等院校共有 124 所，占全国整体的 19.05%；医疗器械临床试验机构共有 288 家，占全国整体的 21.87%；动物试验机构共有 631 家，占全国整体的 31.33%。通过区域内各方资源的有效整合，形成了从人才培养、科研创新到临床试验的完整产业创新生态，推动了无源植入器械、有源手术器械和医用成像器械等重点领域的快速发展。而在其他地区，如珠江三角洲凭借其发达的制造业基础，在医疗器械生产制造环节具备优势；京津冀地区依托丰富的医疗资源与科研力量，在医疗器械研发与高端医疗服务方面表现突出。不同区域的特色发展，共同构建了我国医疗器械产业多元化、协同化的发展格局。

我国医疗器械行业正处于快速发展的黄金时期，在市场规模、企业数量、创新能力以及国际竞争力等方面均取得了显著成就。然而，行业发展也面临基础相对薄弱、供应链自主可控风险依然存在、创新体系堵点未完全畅通等问题。未来，随着政策支持的持续发力、市场需求的进一步释放以及企业创新投入的不断增加，我国医疗器械行业有望在全球市场中占据更为重要的地位，以实现更高质量、更可持续的发展，为保障民众健康、推动医疗产业进步贡献更大力量。

第三节　医疗器械公司战略成本管理案例

一、A 医疗公司的基本情况

（一）A 医疗公司的简介

A 医疗公司 1999 年开始进入医疗器械行业，2008 年开始自主研发糖化血红蛋白分析仪及配套试剂，2013 年逐渐开展集约化区域检测服务，服务范围覆盖国内大部分的省市及地区。2015 年 A 医疗公司在上海证券交易所上市，新增注册资本约 1.9 亿元。目前 A 医疗公司在全国各地及海外拥有 30 余家全资控股子公司。如今，A 医疗公司已逐渐成为国内医疗器械行业中竞争力较强的公司之一，其主营业务是通过自建的综合服务体系向各类医学实验室（主要为医院的检验科，又称临床实验室，还包括第三方医学实验室、体检中心、疾控中心和血站等其他医疗单位所属的医学实验室）提供体外诊断产品及专业技术支持。

长期以来，A 医疗公司一直坚持着“以客户需求为导向，以综合服务为核心”的使命，利用信息化发展，为各类实验室提供体外诊断产品、技术服务支持、实验室运营管理等全方位的综合服务。A 医疗公司通过自建和投资合作等方式，不断扩大服务范围，目前已经覆盖了华东、东北、华北、西南、华南、华中等各个地区。自 2010 年开始 A 医疗公司逐渐面向医院开发客户综合服务，基于公司本身的产品优势以及技术优势不断扩大客户源并提升客户质量。截至 2020 年年底，A 医疗公司所服务的医疗机构的数量已达到 4000 余家，客户群的数量在同行业中居于高位。

2020 年，受新冠疫情影响，国内外环境发生了很大的变化，A 医疗公司在全方位统筹疫情防控工作的同时，进行了业务的拓展，全年实现营业收入70.69亿元，同比增长0.24%，其中商业服务板块、工业板块分别实现收入66.48亿元、4.14亿元，比上年同期分别减少1.74%和增长47.74%。公司实现归属上市公司股东净利润3.30亿元，同比增长6.61%。

（二）A医疗公司的组织架构

A医疗公司实行董事会领导下的总经理负责制，公司管理架构分为四个层次，董事会、总经理、职能部门及子公司，以下为A医疗公司的组织架构（见图3-2）。

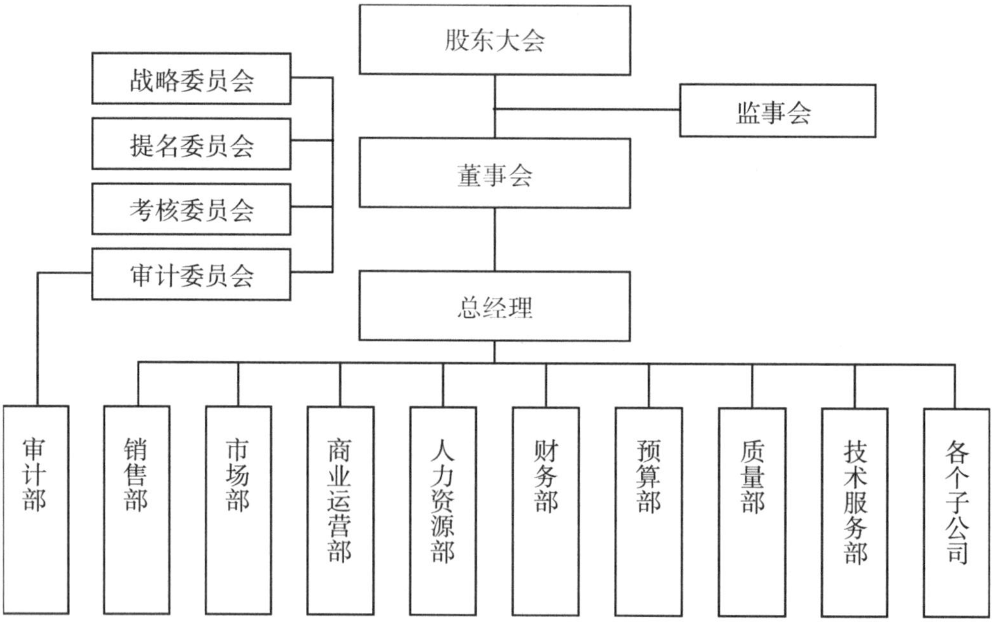

图3-2　A医疗公司的组织架构

其中，审计部负责在制定审计制度的基础上编制公司审计工作计划；组织对公司及子公司核心人员进行离任审计；开展专项审计工作；组织对公司所投资的子公司进行年度审计；对会计凭证、账簿、财务报告等组织审计工作，及时向管理者指明问题并提出建议。

销售部负责和公司销售业务相关的流程的管理，主要包括：制订公司的销售计划并根据落实情况实施相应的考核；负责销售部核心管理团队的组建；负责为分销商客户及终端客户提供服务并进行售后管理；负责维护销售渠道网络。

市场部负责收集市场对体外诊断产品的需求变化信息，提升公司产品整合能力；市场部负责确定具体的营销方法，并进行落实、组织产品相关的推广等活动；

负责前端的服务。

商业运营部负责明确合同条款并进行修改；公司在进行重要的商业谈判时都需要该部门的参与，实时进行监督；负责公司知识产权的申请、维护；负责公司档案的管理；负责协调各部门日常运作与衔接；负责公司各类文件的制定和修改。

人力资源部负责制定公司中长期人才战略规划；制定公司人力管理制度，组织、协调、监督制度和流程的实施；建立完善公司各部门及岗位的职责说明书；负责公司员工的招聘管理工作；设计绩效考核方案并组织实施；制订年度培训计划和培训大纲；负责薪酬福利管理和人力成本预算；负责日常劳动人事管理。

财务部负责明确企业与会计相关的一些制度；负责完成会计相关的核算工作、进行资产的日常管理工作、完成每月报表的编写、进行每日现金管理工作；该部门需要完成数据分析及汇报工作，及时将信息反馈给企业的管理者，方便作出决策；负责管理公司的运营资金。

预算部负责进行预算的编制工作，然后层层分解，根据执行情况予以反馈并实施调整，目前 A 医疗公司主要是按季度进行预算编制的相关工作，然后半年度会根据完成情况予以调整，最终进行整年度的预算编制工作；此外，还要负责编制与预算相关的各类报表，便于向管理者提供企业相关的信息。

质量部负责制定公司各项质量管理制度，并监督实施；把握国家医疗器械监督管理政策，收集行业信息；定期分析和评估公司质量管理的运作现状。

技术服务部负责技术研发以及向终端客户提供专业的技术服务，主要包括：负责体外诊断仪器安装调试；组织终端客户使用培训、病例分析应用；负责体外诊断仪器的定期保养维护；负责快速响应客户的技术咨询和设备维修工作；组织与医学领域专家的学术交流活动；负责专业技术人员的规划、储备、培训。

（三）A 医疗公司的产品架构

经过多年发展，A 医疗公司的产品可分为试剂及其他耗材—销售、试剂及其他耗材—服务、仪器、软件开发及服务四种。2020 年，A 医疗公司试剂及其他耗材—销售的营业收入为 5.84 亿元，试剂及其他耗材—服务的营业收入为 3.82 亿元，仪器和软件开发及服务的营业收入分别为 7.31 亿元和 1.08 亿元。

2020 年 A 医疗公司各产品营业收入所占比重如图 3-3 所示，A 医疗公司的营业收入中占比最大的是销售试剂及其他耗材所实现的收入，高达 82.72%，其次是仪器的收入占比为10.35%，提供试剂及其他耗材—服务的收入占比为5.41%，提供软件开发及服务的收入占比为1.52%。

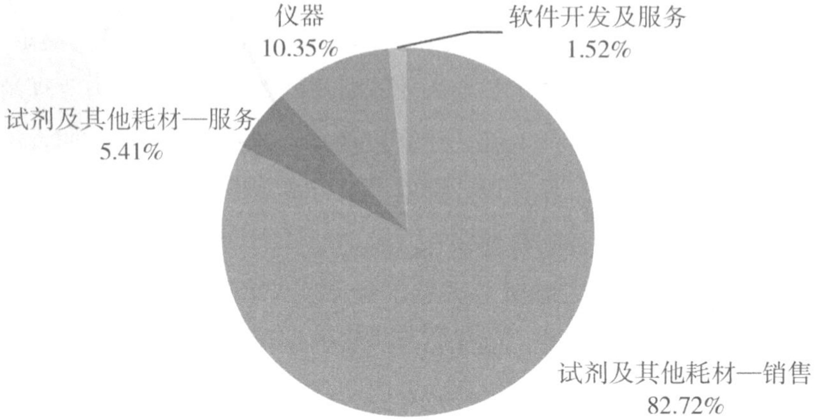

图 3–3　2020 年 A 医疗公司各产品营业收入所占比重

2020 年 A 医疗公司各产品营业成本所占比重如图 3–4 所示。A 医疗公司的营业成本中占比最大的仍然是销售试剂及其他耗材所耗费的成本，高达83.27%，其次是仪器的相关成本占比为 11.97%，提供试剂及其他耗材—服务的成本占比为 4.01%，提供软件开发及服务的成本占比为 0.75%。

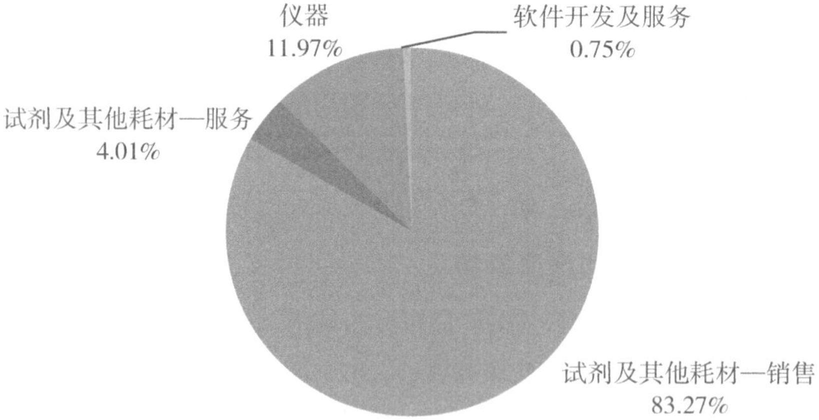

图 3–4　2020 年 A 医疗公司各产品营业成本所占比重

2016—2019 年，销售试剂及其他耗材所发生的营业成本占 A 医疗公司主营业务成本总额的90%左右，2020年下降到83.27%，该类产品的毛利率为30%左右，在A医疗公司主营的产品中毛利率最高的是软件开发及服务项目，高达70%左右。

二、A 医疗公司的成本费用分析

由于 A 医疗公司 2021 年年报尚未披露，因此本书选取 2016 年至 2020 年的年报数据作为 A 医疗公司成本现状分析的依据。2016—2020 年 A 医疗公司利润表的各项数据见表 3-1。

表 3-1 2016—2020 年 A 医疗公司利润表（单位：万元）

科目	2016 年	2017 年	2018 年	2019 年	2020 年
一、营业总收入	216468.88	431880.98	596433.92	705195.02	706915.63
营业收入	216468.88	431880.98	596433.92	705195.02	706915.63
二、营业总成本	200552.64	393872.36	545094.66	641179.93	652357.04
营业成本	155649.39	310284.40	432347.90	513660.44	515743.48
营业税金及附加	731.68	1776.32	2676.45	2714.12	3094.85
销售费用	20526.51	37169.28	44076.08	60118.26	64159.01
管理费用	16442.85	29178.95	31953.54	35639.56	36488.71
财务费用	5095.48	10709.64	18825.01	23100.95	24160.53
研发费用	—	—	4430.82	5946.59	8710.47
资产减值损失	2106.74	4753.77	10784.86	—	—
公允价值变动收益	—	-799.19	-1975.50	-1117.94	-358.92
投资收益	1438.10	913.50	7009.63	13111.84	13985.73
对联营企业和合营企业的投资收益	987.13	865.15	6098.82	12587.90	13363.39
汇兑收益	—	—	—	—	—
三、营业利润	17354.35	38063.59	57773.75	67683.76	64376.17
营业外收入	742.18	712.16	1551.07	1277.77	1135.11
营业外支出	131.66	106.69	139.63	392.23	1927.70
非流动资产处置损失	57.30	—	—	—	—
四、利润总额	17964.87	38669.05	59185.19	68569.29	63583.58
所得税费用	4745.19	8936.25	15980.51	17459.14	13200.54
五、净利润	13219.68	29732.80	43204.67	51110.15	50383.05
归属于母公司所有者的净利润	11642.78	21918.67	26195.38	30950.95	32998.12
少数股东损益	1576.90	7814.13	17009.29	20159.20	17384.93

续表

科目	2016 年	2017 年	2018 年	2019 年	2020 年
六、每股收益	—	—	—	—	—
基本每股收益（元 / 股）	0.41	0.38	0.45	0.53	0.57
稀释每股收益（元 / 股）	0.41	0.38	0.45	0.53	0.57
七、其他综合收益	0.67	0.20	14.09	–67.70	286.78
八、综合收益总额	13220.35	29733.00	43218.76	51042.45	50669.83
归属于母公司所有者的综合收益总额	11643.44	21918.87	26209.47	30887.67	33278.92
归属于少数股东的综合收益总额	1576.90	7814.13	17009.29	20154.78	17390.91

（一）营业总成本逐年增长

2016—2020 年，A 医疗公司业务增长迅速，公司的营业总收入从 2016 年的 216468.88 万元增长到 2020 年的 706915.63 万元，同比增长 3.26 倍；公司的营业总成本从 2016 年的 200552.64 万元增长到 2020 年的 652357.04 万元，同比增长 3.25 倍；公司的营业利润从 2016 年的 17354.35 万元增长到 2020 年的 64376.17 万元，然而在 2020 年，虽然公司营业总收入是上升的，但是营业利润却呈现下降趋势（见表 3–2）。

表 3–2　2016—2020 年 A 医疗公司的营业总收入、营业总成本、营业利润（单位：万元）

项目	2016 年	2017 年	2018 年	2019 年	2020 年
营业总收入	216468.88	431880.98	596433.92	705195.02	706915.63
营业总成本	200552.64	393872.36	545094.66	641179.93	652357.04
营业利润	17354.35	38063.59	57773.75	67683.76	64376.17

由图 3–5 可以明显看出，A 医疗公司的营业总收入与营业总成本几乎是以差不多的增长速度在上升的，但是总利润却在 2020 年出现了下降的情况，2019 年营业总成本占营业总收入的 90.92%，2020 年营业总成本占营业总收入的 92.28%，营业总成本率呈现上涨的趋势。可见尽管 A 医疗公司的营业总收入在逐步增长，但是营业总成本也在增长，最终导致 A 医疗公司的营业利润的水平没有得到提升，从分析结果可以看出 A 医疗公司总体的成本管理水平不高、效果不好。

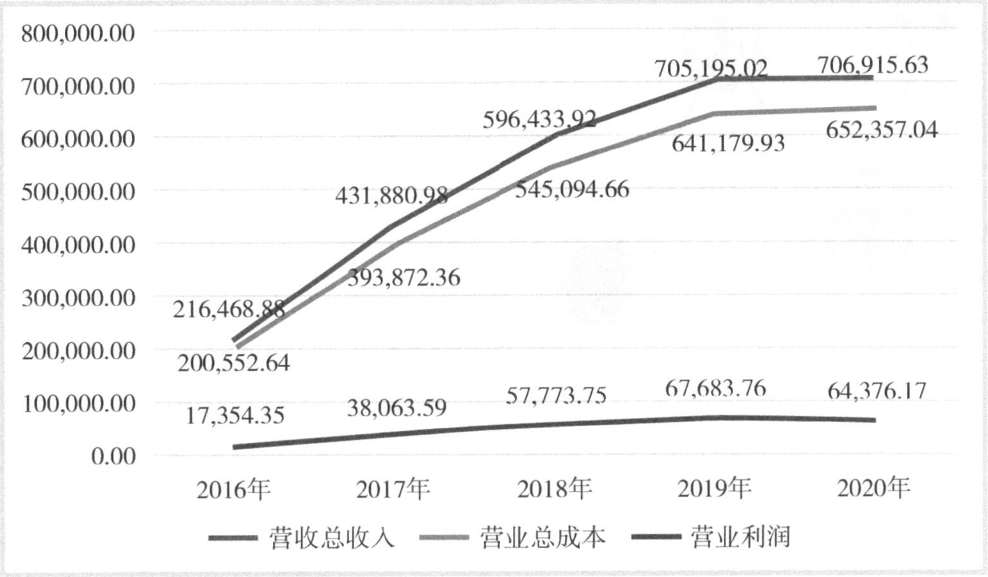

图 3-5　2016—2020 年 A 医疗公司营业总收入、营业总成本、营业利润的变动趋势

（二）成本费用率逐渐上升

根据 A 医疗公司的实际情况，本书主要从营业成本、销售费用、管理费用、财务费用、其他费用这几项内容来分析 A 医疗公司的营业总成本的构成情况，由表 3-3 可知，营业成本占营业总成本的比重相对于其他费用而言还是比较大的。同时，各项成本费用都是呈现增长态势的。

表 3-3　2016—2020 年 A 医疗公司营业总成本各部分构成情况（单位：万元）

科目	2016 年	2017 年	2018 年	2019 年	2020 年
营业总成本	200552.64	393872.36	545094.66	641179.93	652357.04
营业成本	155649.39	310284.40	432347.90	513660.44	515743.48
销售费用	20526.51	37169.28	44076.08	60118.26	64159.01
管理费用	16442.85	29178.95	31953.54	35639.56	36488.71
财务费用	5095.48	10709.64	18825.01	23100.95	24160.53
其他费用	2838.41	6530.09	17892.13	8660.72	11805.31

从图 3-6 可以看出 2020 年 A 医疗公司的营业总成本的构成情况。A 医疗公司的营业成本占营业总成本的比重为 79.06%，销售费用、管理费用、财务费用、其他费用占比分别为 9.83%、5.59%、3.70%、1.81%。

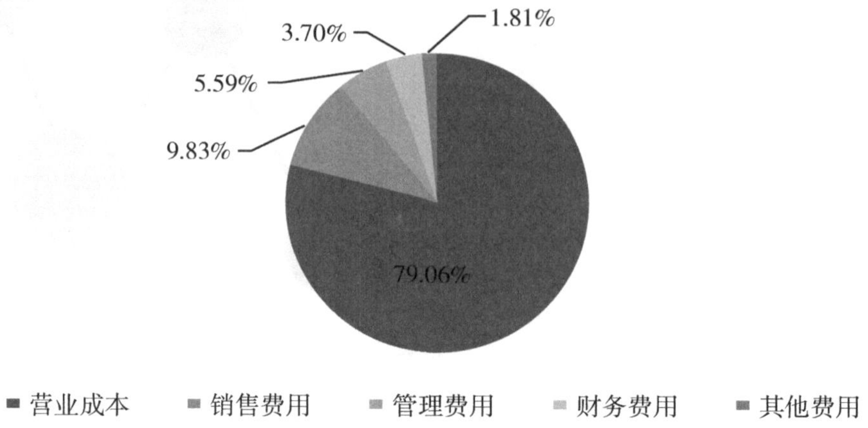

图 3-6　2020 年 A 医疗公司营业总成本的构成情况

营业成本率是指营业成本占营业总收入的比率，通过该指标可以评价企业对成本费用的控制能力和经营管理水平。由图 3-7 可以看出，A 医疗公司营业成本率一直都能维持在 70% 以上，并且基本呈现向上增长的趋势。而医疗器械行业整体的营业成本率在 60% 上下，所以，A 医疗公司的营业成本率与同行业的其他企业相比还是相对比较高的。由此可见，A 医疗公司的成本控制水平有待提升。

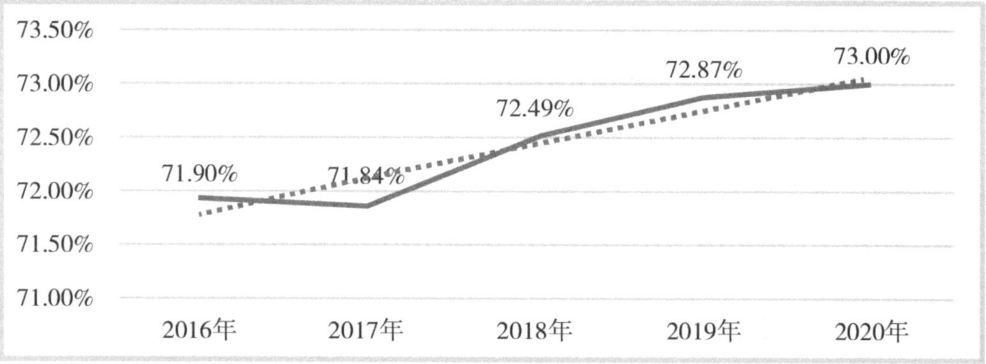

图 3-7　2016—2020 年 A 医疗公司营业成本率的变动趋势

期间费用率是指期间费用占营业收入的比率，这是一个分析企业管理能力的重要的管控指标之一。一般来说，期间费用率越低，则越有利于企业盈利，也表明企业的费用控制得越好。

从表 3-3 可知，A 医疗公司的销售费用、管理费用、财务费用呈现逐年上涨的趋势，尤其是在 2017 年，三大期间费用的涨幅最大，这也和 A 医疗公司实施的战略相关，A 医疗公司在 2017 年通过对区域性体外诊断产品流通龙头企业的投资控股，抢占市场先机，业务范围覆盖华东、华北、东北、华中、西南地区，基本完成全国市场布局。

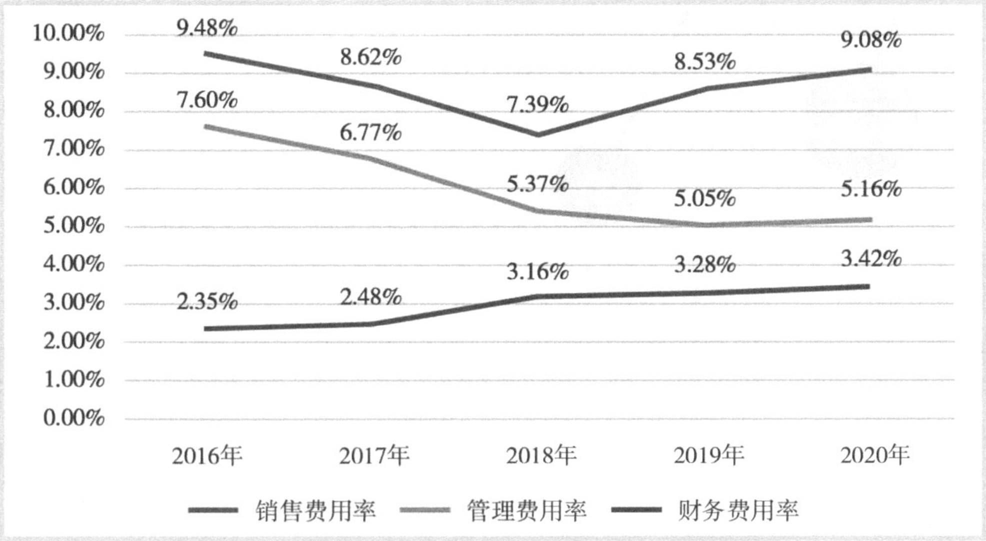

图 3-8　2016—2020 年 A 医疗公司期间费用率的变动趋势

从图 3-8 中可以看出，2018 年是 A 医疗公司销售费用率和管理费用率最低的一个时间点，这主要是因为 A 医疗公司在 2018 年对旗下 36 家子公司全面实施集团管理战略，有效提升了公司的运营效率，使得销售费用率同比降低了 14.27%，管理费用率降低了 20.68%。2018—2020 年，A 医疗公司销售费用率逐年上升，这主要是因为受到新冠疫情的影响，在公司销售人员薪酬等固定开支未减少的情况下，相关变动性销售费用如运输费、装卸费、技术服务费是增加的，这导致整体销售费用率上升。此外，2018—2020 年，A 医疗公司的管理费用率保持稳定，且稳中有降，体现公司管理效力的不断提升。2016—2020 年，A 医疗公司的财务费用率逐年增加，这主要也是受到新冠疫情的影响，公司新增专项疫情防控贷款资金 9.7 亿元，由于国家疫情专项贷款集中审批放贷，受托支付给上游供应商，以应对医院客户正常恢复运营后需求提量和进口品牌产品交货的不稳定周期。同时公司通过调整融资结构和发行可转换公司债券，有息负债规模较上年年末有所增加，虽然融资利率下降降低了融资成本，但有息负债规模上升导致利息费用增加。

（三）研发投入大幅增长

由于 2016 年及 2017 年 A 医疗公司研发费用没有披露，所以本书主要根据2018—2020年A医疗公司发生的研发费用的情况来进行分析，由于2020年A医疗公司加大了自主品牌业务的投入，其研发投入超过了8700万元，同比增长46.48%。在查阅了2020年公司年报可知，A医疗公司在巩固糖化、质控等产品国内领先水平的情况下，生化、化学发光、POCT等产品不断取得突破、逐步放量，为下半年公司业务的快速恢复奠定了坚实的基础，业务结构的不断转型和优化也为公司对冲外部风险提供了保障。研发费用的具体数据如表3–4所示。

表3–4　2018—2020年A医疗公司的研发费用明细（单位：万元）

项目	2018年	2019年	2020年
职工薪酬	2276.70	2889.64	4785.67
直接材料费	885.43	1423.49	1633.45
折旧摊销费	533.72	704.07	707.49
燃料动力费	272.06	521.80	331.38
委托外部研究开发费	47.54	102.94	276.34
其他	415.38	304.66	695.29
合计	4430.82	5946.59	8710.47

三、A医疗公司成本管理存在的问题分析

根据前文A医疗公司的基本情况介绍以及成本费用分析，可以发现，虽然A医疗公司的成本管理体系有一定的基础，但是未能从战略的角度来完善体系建设，因此还存在着营业成本较高，成本费用率逐渐上升等情况，虽然公司的研发投入大幅增长，但是整体看来研发投入比还是不高。从公司的实际情况分析可知，A医疗公司成本管理还存在如下一些问题。

（一）成本管理体系不完善，绩效评价不健全

受到医保支付制度改革的影响，医院药品及高低值耗材加成逐步取消，驱动医疗机构更加注重开源节流。医院对于检验科室的盈利和成本控制更重视，这对A医疗公司所处的行业的成本管控能力提出了更高的要求，降本增效成了行业普遍想要实现的效果。A医疗公司采取多种方式降低成本，主要有节约降耗、减少浪费、技术改造、计划控制、减员、规模化生产、减少废品损失等。这些属于传统的成本管理方式，适用于以原材料和职工薪酬为主的劳动密集型产业。然而，随着公司自动化水平的提升和服务类业务的开展，间接成本比重增加，直接成本

比重降低，成本结构相应变化，传统成本计算方法下的计算结果已不能准确反映报告期内的企业成本。

同时，由于A医疗公司尚未构建成本管理的绩效评价体系，仅仅是依靠财务指标来进行简单的评价，因此较难全面地评价公司成本管理的绩效情况。以A医疗公司的营业成本为例，因为该项目的构成比较复杂，涉及的成本既有自产产品的成本，又有提供服务所发生的成本，因为这些成本很难进行明确，所以就难以将其区分开来分别进行成本的评价。此外，A医疗公司的物流成本也包含两部分，一部分是为了运输自产产品而发生的各类费用，另一部分是由于为第三方提供一些服务而产生的成本，因为难以严格区分，所以也就很难去判定A医疗公司本身的物流体系所发生的成本是不是比使用第三方物流更低。

因此，需要从战略的角度来完善企业的成本管理体系，覆盖“预算管理、成本控制、成本核算、绩效评价”各个环节，构建“预算管理体系、成本控制体系、成本核算体系、绩效评价体系”，进而健全战略成本管理体系的具体内容，保证成本控制的有效性。

（二）价值链分析深度不足，未能体现战略目标

根据A医疗公司的发展历程可知，公司从一开始的提供医疗器械代理服务以及售后服务到后来逐渐向上下游业务拓展，公司的产业链逐渐延伸。2020年，A医疗公司为4000余家医院客户提供系列诊断服务，其中有378家成为A医疗公司的长期合作客户，即由A医疗公司负责医院某个科室的全部运营以及管理，为其提供集约化业务或区域检验中心业务。同时A医疗公司还与1200多个上游合作厂商合作，因此，A医疗公司成本管理涉及的价值链较为复杂。然而目前A医疗公司主要偏重以降低产品成本为指标进行考核，没有从全局和长远发展的角度对成本进行管理，价值链分析深度不足。

一方面，虽然企业将财务分析、成本分析、战略分析等应用到企业管理中来，但在社会系统连接高速发展的今天，企业价值更依赖于复杂社会系统的实现，企业忽视了价值链的外延价值，无法形成深度融合、高效协同的成本管理模式。而且也没能在成本管理过程中围绕战略目标展开。另一方面，虽然A医疗公司的成本管理模式在短时间内占领了部分市场，但在当前瞬息万变的市场环境下，企业仅注重局部环节的成本管理，如采购环节和销售环节，而相对忽视对培训、物

流和售后服务的成本管理。根据微笑曲线理论，附加值最高的是产业链的两端，即研发和市场，附加值最低的是中间环节。A 医疗公司没有重视对整条价值链的成本管理，仅靠降低成本无法获取长远的竞争优势，也无法实现战略目标，因此公司需要审时度势，根据实际情况调整成本管理策略。

（三）信息化系统支持不力，医疗平台建设不完善

目前，A 医疗公司的成本管理工作往往还没有建立在信息化的平台上，所以很多信息还需要在表格中进行汇总，每次进行预算编制的时候还需要人工进行比对分析，这项工作需要耗费大量的人工成本，由于工作内容烦琐且工作的频次较多，所以使财务人员的工作变得过于复杂了，同时这也造成了成本信息的反馈过于滞后，使得成本管理无法体现及时性，因此，A 医疗公司亟须构建信息化成本管理系统来完善成本管理。

随着客户的个性化需求增加，企业需要加大新产品的开发力度，不断进行优化与提升，增加客户黏性，这便导致了企业研发成本的增加。A 医疗公司研发人员数量从 2018 年的 72 人增加到 2020 年的 154 人，这三年的研发费用分别为 4430 万元、5947 万元和 8710 万元。在 A 医疗公司的营业成本中研发费用变动较大，而原先的成本控制方法都集中在职工薪酬和直接材料费等方面，对研发费用的控制和监管存在缺陷和漏洞。此外，虽然研发投入在大幅增加，但是研发投入比还是处于比较低的水平。

由此可见，A 医疗公司目前的成本管理模式无法适应大环境的变化，因此需要加大研发投入，将信息化管理贯穿到企业价值链的各个环节，以完善战略成本管理体系，满足客户的个性化需求，实现企业价值最大化。

四、A 医疗公司实施战略成本管理的必要性及可行性

（一）实施战略成本管理的必要性分析

目前 A 医疗公司的成本管理模式不能很好地适应公司的快速发展，因此改变企业现有的成本管理模式势在必行，于是就需要引入新的战略成本管理体系。必要性主要体现在以下三个方面。

1. 有利于 A 医疗公司树立全员全过程成本管理理念

根据对 A 医疗公司成本管理存在的问题分析可知，公司目前价值链分析深

度不足，绩效评价不健全。随着经营环境不确定性的增加，A 医疗公司想要提高成本控制水平的愿望更加迫切。因此，有必要将成本管理落实到公司的全过程全环节当中，以提升公司员工对成本管理以及战略目标的重视程度，进而实现全员参与、全过程管理，从而改善 A 医疗公司在成本管理上的不足之处。

2. 有利于 A 医疗公司加强经营管理与成本控制

战略成本管理的目的就是通过明确战略目标、整合上下游价值链进而完善成本管理，并寻求价值利益最大化，以提高企业经营管理能力以及成本控制实效。本书将基于桑克模式分析工具构建战略成本管理体系，应对公司成本管理存在的各类问题，并结合内外部环境制定战略目标，更好地进行成本管理。

3. 有利于 A 医疗公司提升市场竞争力

对 A 医疗公司而言，随着内外部环境的不断变化，对企业的成本管理能力和创新能力提出了更高的要求。因此，A 医疗公司需要注意准确了解政策变化、明确战略定位，开发信息化平台，完善战略成本管理，以应对公司存在的信息化系统支持不力等问题，进而提升企业的市场竞争力，拓展医疗综合服务业务市场份额。

（二）实施战略成本管理的可行性分析

通过对 A 医疗公司的实地调研，从目前企业的管理和发展情况可以明确实施战略成本管理是具有可行性的。可行性主要体现在以下三个方面。

1.A 医疗公司具有明确清晰的发展战略

建立合适的成本管理体系是要与企业的战略目标相联系的，如果没有明确且合理的战略目标，就很难科学地设计与 A 医疗公司经营活动适配的战略成本管理体系。2021 年，A 医疗公司明确提出了公司的战略发展方向：率先成为我国医学实验室的整体综合解决方案服务商。A 医疗公司目前正在围绕战略发展方向积极推进各项业务发展，围绕核心综合服务业务与自产产品业务，拓展市场份额，同时加强自产产品与渠道平台的协同作用。因此，在该战略目标下，建立战略成本管理体系是可行的。

2.A 医疗公司具有合理的组织架构且权责分明

根据前面提到的公司的组织架构可知，A 医疗公司的部门划分相对比较明确，包含审计部、销售部、市场部、商业运营部、人力资源部、财务部、预算部、质量部、技术服务部，这 9 个部门的职责也是很明晰的，有助于企业实施战略成本管理，这也是完善公司成本控制的基础。但是还需要完善各个部门之间的架构，为更好地实施战略成本管理提供组织保障。在完善的组织架构下，可以获得更为准确、及时、可靠的财务和非财务信息，从而能够反映出真实的生产经营状况，也使公司在战略成本管理体系的实施方面具有了实践性。

3.A 医疗公司具有一定的信息化技术水平

A 医疗公司管理层比较重视医疗检验领域信息化的开发建设，在信息化的建设方面有一定的基础。目前公司拥有 154 人的研发团队，具有构建信息化服务支撑体系的技术条件和人员条件，有助于实现实验室的智能化、简便化、标准化、精细化，在此基础上可以进一步开发信息化系统，为战略成本管理体系提供技术支持，为客户提供更加细致、高效的综合服务，进而提升医院的服务质量和患者满意度。

根据必要性和可行性的分析可知，A 医疗公司可以选择战略成本管理来完善成本管理体系，基于成本管理内涵以及战略成本管理的相关理论，结合 A 医疗公司的实际情况，本书认为战略成本管理体系的构建应该包含战略导向下的预算管理体系、成本控制体系、成本核算体系以及绩效评价体系等内容，具体思路见图 3–9。

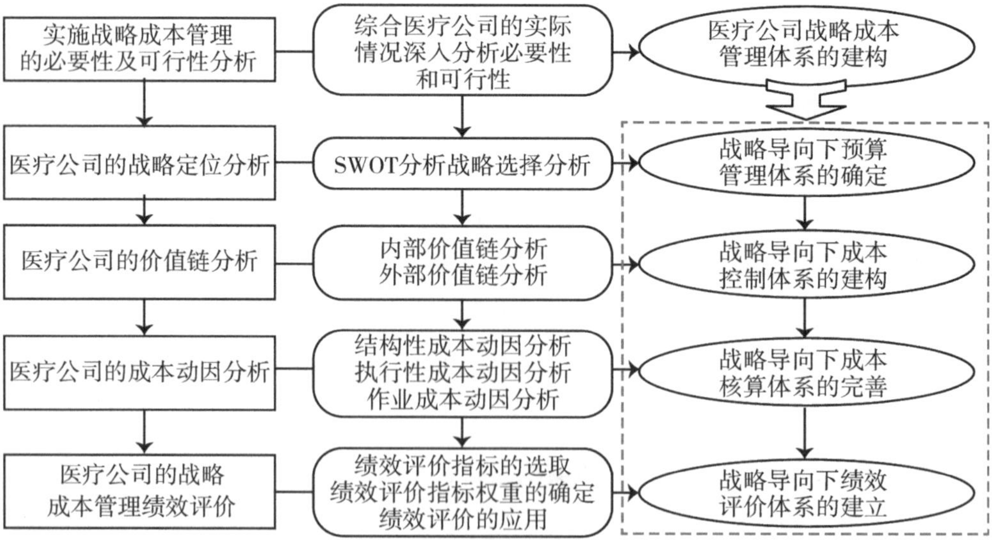

图 3–9　A 医疗公司战略成本管理体系构建思路

五、医疗公司战略成本管理实施的保障措施

（一）组织层面的保障措施

1. 完善成本管理组织架构

战略成本管理的组织架构与企业管理是息息相关的，完善健全的组织架构为战略成本管理体系构建提供了良好的内部环境。为了完善企业成本管理的组织架构，需要对各部门的分工进行明确的划分并且让它们之间进行紧密的联系，在管理方面一定要进行统一。目前，A 医疗公司虽然已设立了战略委员会，但是未能充分发挥战略管理与成本管理的有效结合，因此需要各个部门的管理者强化员工的战略成本管理意识，同时加强各部门之间的沟通与交流，并在分工方面做好协调与分配工作，为企业的战略成本管理提供好的平台，只有合理地从组织架构入手，才能帮助企业实现长期稳定发展。

2. 明确企业内部控制体系

完善的内部控制体系对于顺利实施战略成本管理至关重要。由于成本管理涉及企业的管理层以及普通员工，所以实施战略成本管理的过程中需要保证全员参与，而且要将责任落实到各个部门、各个员工身上。比如通过各个部门建立成本责任机制，以精简企业的整体结构，降低企业运转成本。由于 A 医疗公司的部门比较多、分公司也比较多，难以准确划分成本责任，这就要求 A 医疗公司构建完善的内控体系，将责任层层分解，从而保障战略成本管理的顺利实施。

（二）制度层面的保障措施

1. 健全成本管理相关制度

A 医疗公司需要制定和不断完善战略成本管理的相关制度，提高成本管理水平。战略成本管理需要有效的执行，不能只是流于形式，因此需要制度来保障。一方面，需要加强成本核算的基础工作，通过强化制度管理来明确成本标准。另一方面，需要加强成本管控的基础工作，比如通过严格健全计量、检验和物资收发领退制度；健全产品、产量、品种、质量、原材料消耗、工时利用率和设备利用率等原始记录；建立企业内部的结算价格制度，并严格落实。同时，根据战略成本绩效目标完成情况建立奖惩相结合的激励制度，与员工的自身利益挂钩。

2. 建立战略管理反馈制度

战略反馈是A医疗公司针对外部环境的变化对自身战略的评审和纠偏，对于战略目标执行过程中遇到的各类问题，及时反馈并进行相应的调整。通过建立战略反馈制度，可以进一步完善战略成本管理控制系统，为管理者提供A医疗公司成本管理的相关信息。通过反馈控制，管理者可以重新确定战略目标、衡量战略的实际执行情况、判断实际值与目标值之间的差异，科学研判A医疗公司内外环境的变化程度，更好地实施和调整企业战略。

（三）人员层面的保障措施

在战略成本管理的实施过程中，尤其需要提升企业员工的战略意识，做好意识层面的宣传，从思想上让员工重视成本管理工作。战略成本管理应该涉及覆盖A医疗公司的全体员工，主要包括公司的高层管理者、参与部门管理的中层管理者及基层员工。A医疗公司的战略成本管理应该是每一个参与公司发展的员工职责。A医疗公司的战略成本管理不仅仅是财务部门员工或预算部门员工负责的，而是需要各个部门、各个员工参与的一项管理活动。公司可通过培训方式，向员工直接输灌成本管理的相关思想和理论，以此加强宣传效果，同时还要对管理层和基层员工开展好培训工作。只有树立起全员参与成本管理的理念，才能提高A医疗公司战略成本管理的实效，最终提升企业竞争力。

（四）提升信息化人员创新能力

A医疗公司构建的战略成本管理体系需要借助信息化平台，因此公司需要提高重视，加强对公司信息化人员的培训，聚焦医疗器械行业关注的重点IT技术方向以及人才培养的趋势，将“学习”与“运营”有机结合，形成“有计划的组织性学习”，培养数字化人才，针对公司技术人才的标准建设、培养、优化、选拔、招聘等需求，通过线上和线下学习服务、课程资源服务、在线测评服务、人才咨询服务等模式，为公司专业技术人才的体系化培养提供一体化解决方案，提升员工创新能力，进而为公司顺利实施战略成本管理提供技术支持。

第四章　医疗器械采购管理

第一节　医疗器械采购风险管理

医疗器械作为医疗服务的重要物质基础，其质量和性能直接影响着医疗效果。随着医疗技术的不断进步和医疗需求的日益增长，医疗器械采购规模持续扩大，采购风险也随之增加。加强医疗器械采购风险管理，对于保障医疗质量、控制医疗成本、维护患者权益具有重要意义。

一、医疗器械采购风险类型

（一）质量风险

医疗器械质量是关乎患者生命健康的核心因素。采购的医疗器械可能存在设计缺陷、生产工艺不合格、原材料质量不佳等问题，导致产品性能不稳定、易损坏，甚至在使用过程中引发医疗事故。一些医疗器械在生产过程中未严格遵循质量管理体系，或者在运输、储存环节因环境条件不当而影响质量。

（二）价格风险

医疗器械价格波动较大，受市场供求关系、技术更新、政策调整等因素影响明显。采购过程中可能面临价格虚高的问题，部分供应商为追求高额利润，故意抬高产品价格。同时，由于信息不对称，采购方难以准确掌握市场价格行情，容易在价格谈判中处于劣势。此外，医疗器械采购还可能存在预算超支风险，如因采购计划不合理、临时增加采购需求等导致实际采购费用超出预算。

（三）供应商风险

供应商的信誉、生产能力、供货及时性等方面的问题会给采购带来风险。部分供应商可能存在信用不良记录，如提供虚假资质证明、产品质量承诺不兑现等。若供应商生产能力不足，可能无法按时按量供应产品，影响医疗机构的正常运营。

此外，供应商的售后服务质量也至关重要，如维修不及时、配件供应不充足等，会影响医疗器械的正常使用。

（四）合同风险

采购合同是规范双方权利义务的重要法律文件，合同条款不严谨、不完善可能导致纠纷和损失。合同中对产品质量标准、价格、交货时间、售后服务等关键内容约定不明确，或者未明确违约责任，在出现问题时容易引发争议。同时，合同执行过程中可能存在一方不履行合同义务的情况，如供应商延迟交货、采购方拖欠货款等。

二、医疗器械采购风险产生的原因

（一）市场环境因素

医疗器械市场竞争激烈，产品种类繁多，质量参差不齐。部分企业为降低成本，可能采用劣质原材料或违规生产工艺，导致产品质量风险增加。此外，医疗器械行业技术更新换代快，新产品不断涌现，采购方难以准确把握市场动态，容易在采购决策中出现失误。

（二）采购流程不规范

部分医疗机构在医疗器械采购过程中，采购流程不够规范，缺乏科学的需求评估、供应商选择和合同管理机制。采购需求不明确，未充分考虑临床实际需求和设备的适用性，导致采购的医疗器械无法满足使用要求。在供应商选择环节，未对供应商进行全面的资质审查和实地考察，仅凭报价选择供应商，增加了供应商风险。合同签订过程中，对合同条款审核不严格，容易留下法律漏洞。

（三）信息不对称

采购方与供应商之间存在信息不对称，采购方往往难以全面了解医疗器械的真实成本、质量状况和市场价格。供应商在信息掌握上具有优势，可能利用这一优势隐瞒产品缺陷、抬高价格。此外，采购方内部各部门之间信息沟通不畅，也会影响采购决策的科学性。例如，临床科室对医疗器械的使用需求和反馈信息未能及时传递给采购部门，导致采购计划与实际需求脱节。

（四）监管不到位

医疗器械采购监管涉及多个部门，如卫生健康、市场监管、医保等，但在实际工作中，存在监管职责不清、监管力度不够等问题。部分监管部门对医疗器械采购过程中的违规行为未能及时发现和查处，导致一些不良企业有机可乘。同时，医疗器械采购行业自律机制不健全，行业协会在规范企业行为、维护市场秩序方面的作用发挥有限。

三、医疗器械采购风险管理措施

（一）建立健全采购管理制度

医疗机构应制定完善的医疗器械采购管理制度，明确采购流程和各部门职责。建立科学的需求评估机制，由临床科室、设备管理部门、财务部门等共同参与，根据临床需求、设备使用状况、预算情况等制订采购计划。加强供应商管理，建立供应商资质审查、实地考察、评价考核等制度，选择信誉良好、实力雄厚的供应商。规范合同管理，设立专门的合同审核岗位，对合同条款进行严格审查，以确保合同内容合法、合规、严谨。

（二）加强质量控制

采购前应对医疗器械进行严格的质量评估，收集产品的注册证、检验报告、临床使用评价等信息，了解产品质量情况。要求供应商提供质量保证文件，如质量承诺书、售后服务协议等。在验收环节，严格按照质量标准和验收程序进行检验，以确保产品质量符合要求。对于大型、关键医疗器械，可邀请第三方检测机构进行验收。建立医疗器械质量追溯体系，对产品从采购、入库、使用到报废的全过程进行记录，以便在出现质量问题时能够快速追溯和处理。

（三）优化价格管理

加强市场调研，了解医疗器械市场价格行情，掌握产品价格动态。建立价格信息库，收集不同品牌、型号产品的价格数据，为采购决策提供参考。在采购过程中，通过招标、竞争性谈判、询价等方式引入竞争机制，以降低采购价格。同时，加强与供应商的价格谈判，争取合理的价格优惠。建立价格监督机制，对采购价格进行定期审查，防止价格虚高。对于采购价格明显高于市场平均水平的情况，应进行调查和问责。

（四）强化供应商关系管理

对供应商进行分类管理，根据供应商的重要性和合作情况，分为战略供应商、重要供应商和一般供应商，针对不同的供应商应采取不同的管理策略。要加强与供应商的沟通与合作，并建立长期稳定的合作关系。定期与供应商进行交流，了解其生产经营状况和产品研发进展，共同解决合作中出现的问题。对供应商进行绩效评价，从产品质量、交货及时性、售后服务等方面进行考核，根据评价结果对供应商进行奖惩，激励供应商提高服务质量。对于表现优秀的供应商，可给予一定的采购份额倾斜或优先合作机会；对于不合格的供应商，应及时予以淘汰。

（五）加强合同风险管理

在合同签订前，组织法律、财务、采购等专业人员对合同条款进行细致审查，确保合同条款明确、具体、无歧义。重点关注产品质量标准、价格、交货时间、售后服务、违约责任等关键内容。合同签订后，加强合同执行过程的跟踪管理，建立合同执行台账，及时掌握合同履行情况。督促双方严格按照合同约定履行义务，对出现的合同变更、违约等情况，应及时采取相应措施。如供应商延迟交货，应按照合同约定要求其承担违约责任，并及时调整采购计划，以确保医疗工作不受影响。同时，加强合同档案管理，妥善保存合同及相关文件，以备日后查阅和纠纷处理。

（六）完善监督与评估机制

建立内部监督机制，由纪检监察、审计等部门对医疗器械采购过程进行全程监督，重点监督采购流程的合规性、供应商选择的公正性、合同签订的合法性等。要加强外部监管，相关部门应明确职责分工，加强协作配合，并加大对医疗器械采购市场的监管力度，严厉打击违规行为。定期对医疗器械采购风险管理工作进行评估，总结经验教训，查找存在的问题和不足，及时调整风险管理策略和措施。通过评估，不断完善采购管理制度和流程，以提高风险管理水平。

医疗器械采购风险管理是一项复杂而系统的工程，涉及多个环节和方面。通过识别和分析采购过程中存在的质量风险、价格风险、供应商风险、合同风险等，并采取建立健全采购管理制度、加强质量控制、优化价格管理、强化供应商关系管理、加强合同风险管理、完善监督与评估机制等一系列风险管理措施，有效降低采购风险，提高医疗器械采购的质量和效率，以保障医疗机构的正常运营和患者的健康权益。在实际工作中，医疗机构应结合自身实际情况，不断完善采购风险管理体系，以适应不断变化的市场环境和监管要求，并确保医疗器械采购工作的科学、规范、安全。

第二节 医院医疗器械采购及使用的信息化管理

现代化医院医疗器械在医院诊断、治疗、教学与科研方面，主打精密化、大型化、功能细致化发展方向。为此，我国也颁布了基于医疗器械管理的相关法律法规，以实现医疗器械的规范化管理。当前，医院医疗器械的采购、存储、维护等日常工作项目相对繁杂，因此，医院必须大力发展信息化管理模式，以此提高医疗器械在医院的使用率。

一、医院医疗器械的信息化管理

我国医院信息化管理工作已经开展多年，工作所能涉及的技术应用范围已相当广泛，如最基础的电子档案、电子病历、医院 HIS 信息系统、影像数据传输系统、PACS 图片归档通信系统以及物资库管报警系统等，都基本实现了针对医院的规范化、科学化以及全方位信息化管理，这不仅能为入院患者提供各种优质的医疗咨询服务，也能够为医务人员的临床诊断、治疗提供技术辅助，真正在医务人员与医院、患者之间建立便捷的诊疗空间。

二、医院医疗器械信息化应用中的缺陷问题

客观地讲，我国医院医疗器械的信息化应用进程还存在诸多问题，这主要是因为我国在医疗器械数字信息化管理发展上尚不成熟，许多医务人员还未能从根本上摆脱对传统医疗器械的管理习惯，在适应新事物方面还有待磨合。具体来讲，本书认为医疗器械信息化在应用中有三个方面的问题。

首先，当前医院在医疗器械信息化管理层面缺乏科学、有效的统计与保存手段。因为传统医疗器械的管理通常走出入库填单记录路线，在信息化应用方面不多，而且也不存在对传统管理资料的数字化检索查询功能，所以在针对器械管理

资料的保存、查询和统计方面相当麻烦，无法形成有效的、具有整体性的管理机制，器械设备管理人员常常对库存管理没有科学规划，很容易出现临时性缺货的尴尬局面，这极大地影响了医院医疗临床的诊治。

其次，对医疗器械设备的应用安全性存在局限。许多医院对一次性医疗器械的管理与处理还不能完全遵循医院的规章制度，依然还存在对医疗器械有效期、销毁记录的管理误差、漏洞。这种管理失误很可能会导致治疗时机贻误，而由于一次性医疗器械的管理不当导致它们流向社会，也会严重威胁社会中人们的生命和健康。

最后，医院在采购医疗器械时容易出现“采购黑洞”。“采购黑洞”是指当前许多医院采用粗放型的采购管理模式，对医疗器械设备的购买没有明确计划，常常处于缺什么补什么的状态，甚至对所使用的器械品牌也没有定向选择参考。这种较大的采购随意性使采购过程缺乏公开透明度，医疗器械从采购、发放、使用、报废以及处理整个一系列流程都缺乏医院管理机构监督，这就导致采购环节“黑洞”的产生。即采购人员更容易滋生腐败，影响医院日常的成本开支与运营资金输出、输入的精确性。

三、医院医疗器械信息化管理的优化整改对策

医院在医疗器械的信息化管理方面应走循环链技术路线，强调从采购到报废处理的“一条龙式”的信息化管理。为此，本书提出了相应的器械信息化管理优化整改对策。

在普通医疗器械的管理过程中，医院要合理建立信息化管理循环链，该循环链的管理步骤如下：需求评价（信息收集）→市场选择（信息对比）→采购（信息录入）→安装调试（信息对接）→使用维护（信息反馈）→报废（信息留存）。

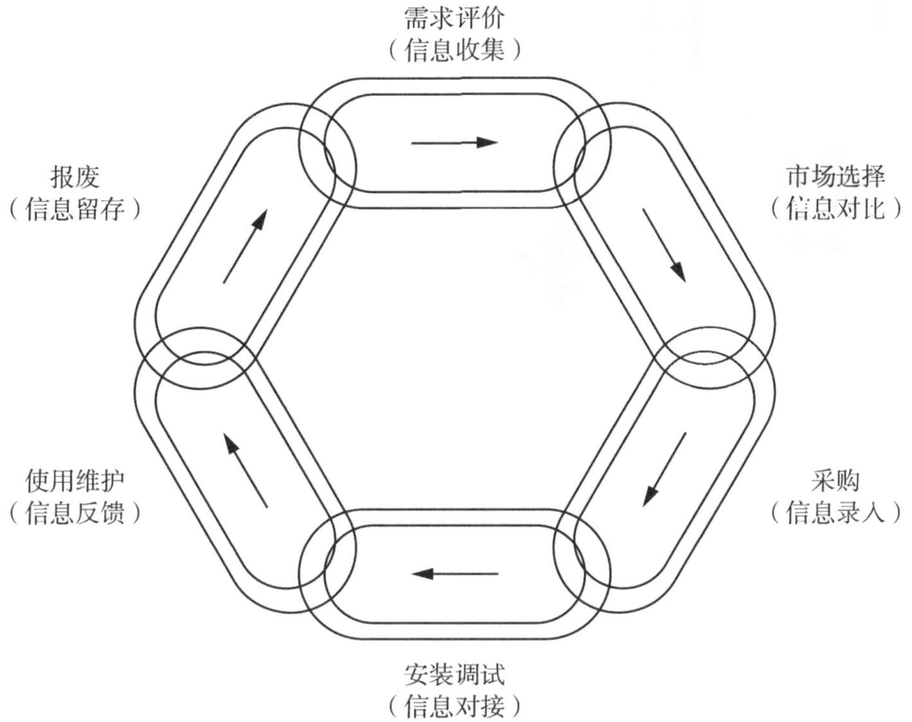

图 4–1　医院医疗器械的管理循环链

如图 4–1 所示，医院针对医疗器械的信息化管理，首先要遵循循环原则，从医疗科室中的集体需求评价开始，在考虑评价结果的基础上选择采购的医疗器械产品，然后要建立合同监管信息化体系，基于过往评价信息与市场信息，对所购买的医疗器械合同进行“统一归口管理、分级负责”，明确产品合同的信息化审核程序、方法及要点，最后进行确认。医院要建立一套高效的医疗器械采购合同监管数字化信息体系，一定要做到层层落实，以保证各部门信息归档与备查。

医疗器械入院后，就是院方的安装调试、后期的使用维护环节，其中的使用维护环节要基于医院的信息化监控系统来展开，做到器械工作状态的实时监控，第一时间发现问题并提出相应的维护策略。而最后的器械报废处理环节，则可以依照医院的标准审核其是否报废，如果满足报废要求则要进行 PAD 扫描条码跟踪其使用信息，在明确使用年限及实际报废原因后再进行报废处理（见图 4–2）。

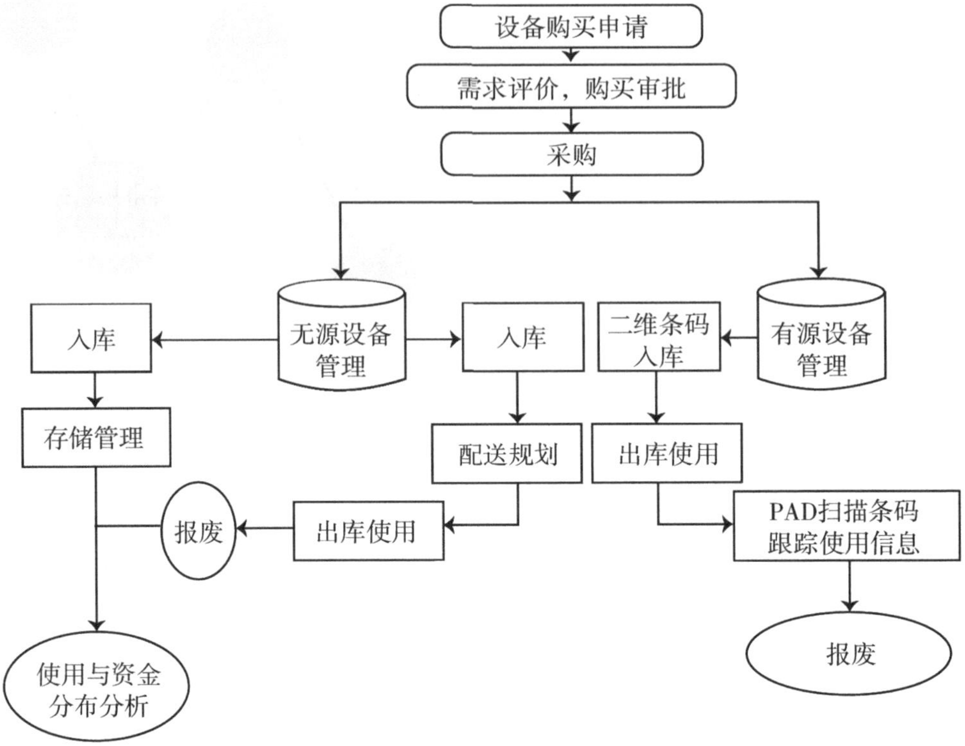

图 4–2　医院医疗器械数字化管理框架

总体来看，在医院购买医疗器械设备后，它就要进入信息化无源与有源管理阶段。无源管理主要包括对器械的存储、科室配送、产品性能管理等。而有源管理则包括动态跟踪、HIS、医疗器械维护、科研记录等管理内容。

（一）医疗器械的无源管理

对于医疗器械的无源管理主要围绕科室管理平台物资请领、请购一体化展开，具体来讲，即医院各个部门、科室根据自身需求，进行医疗器械及资源获取应用，以实现科学、合理、有效的应用过程，并方便临床医学研究与实践工作的展开。同时，在医疗器械无源管理过程中，要强调对供应商监管体系的有效建立，基于供应商三证、产品资质与产品信息等内容展开管理工作，建立医疗器械相关资源的预警机制，明确业务控制点，确保医院物资质量管理绝对安全。此外，要基于医院院内采购需求实现与供应商平台的订单交互。如采用预入库方法，在医院医疗器材采购订单生成后，由医院采购中心的采购员通过网络与供应商联系，发出医疗器械需求清单，要求供应商按照清单内容进行备货。而医院方面则由采购中心的技术库管人员制作电子发货单，并将电子发货单导入系统中，生成入库单，最后进行条码验证，验证完成通过审核即可完成订单交易。该预入库方法的优势就在于，它能够帮助医院面向供应商自动生成电子发货单，利用电子发货单上的物品条码和物资编码，再基于器械物品数量相关信息生成入库单，减少医院医疗器械采购管理的工作量。目前，医院的采购订单预入库模式已逐渐发展出三大系统：供应商门户网站系统、供应商订单传真系统以及采购订单管理系统。

（二）医疗器械的有源管理

在医疗器械的有源管理中，HIS 技术具有一定的实用性。每一台医疗器械设备都会配置 HIS 系统，当医疗器械入库时，它的所有信息都会被记录在案，并执行大数据的技术管理模式。从某种程度上这种技术防止了医院“采购黑洞”，阻碍了腐败现象的滋生，实现了对每一件医疗器械的严谨化管理。另外，它也与医院医疗器械的可收费材料关联起来，通过科室材料收入与领用消耗作为收支配比的方式进行总量控制，以实现对产品本身的动态管理。

对于医务人员方面，他们能通过智能移动终端 PAD，对医疗器械进行移动性编程管理，无论何时何地都能快速了解医疗器械的使用状态，必要时还可将其状态信息输送到后台控制中心，通过 Inter 信息服务中的 I2C 协议，实现远程数据传输，以达到远程科研研究、定期维护的目的，相当方便。

总的来看，医院医疗器械在采购与使用方面的有源与无源信息化管理过程，应迎合并围绕医院的实际发展状况，从需求评价展开分析，合理选择适合医院发展的医疗器械类型，并进行科学化、经济化采购过程。在医疗器械入院后，还要实施科学化的安装调试与日常管理维护，以保证设备在正常生命周期内可持续正常使用。此外，要做好医务人员的智能化医疗器械辅助设备运营工作，以保证医务人员的工作始终处于高效率，进而提升医院的服务质量。

第三节　医疗器械采购风险管理的实施策略

医疗器械作为医疗服务的关键支撑，其采购过程蕴含着诸多风险。相关行业报告显示，在过去的一年里，因医疗器械质量问题导致的医疗纠纷事件呈上升趋势，约占医疗纠纷总数的 15%。同时，不合理的采购价格使得医疗机构的采购成本平均增加了10%～15%。此外，供应商交货延迟、合同纠纷等问题也时有发生，这严重影响了医疗机构的正常运营。因此，制定并实施有效的医疗器械采购风险管理策略迫在眉睫。

一、医疗器械采购前的风险评估与规划

（一）明确采购需求

医疗机构应组建由临床科室、设备管理部门、财务部门等多部门专业人员构成的采购需求评估小组。临床科室根据日常诊疗工作的实际需要，详细列举所需医疗器械的功能、规格、数量等要求。例如，在某大型综合性医院，心内科通过对近一年来心脏病患者的病例分析，发现随着介入治疗技术的广泛应用，对冠状动脉支架的需求日益增加，且对支架的材质、支撑力、柔韧性等性能指标有了更高要求。设备管理部门则从设备的兼容性、维护保养的便捷性等方面提供专业意见。财务部门依据医院的预算状况，对采购金额进行合理限定。通过多部门的协同合作，确保采购需求既满足临床实际需求，又符合医院的财务状况。

（二）供应商调研

对潜在供应商进行全面调研是降低采购风险的重要步骤。一方面，查询供应商的资质证书，如医疗器械生产许可证、医疗器械注册证等，确保其具备合法生产和销售医疗器械的资格。据统计，在因供应商问题导致的采购风险中，约30%是供应商资质不全或虚假所致。另一方面，调查供应商的信誉度，可通过互联网搜索、行业口碑、以往合作案例等途径了解供应商在产品质量、交货及时性、售后服务等方面的表现。例如，某医疗器械采购平台对供应商进行评级，评级结果显示，信誉良好的供应商在按时交货率方面比信誉较差的供应商高出35%，产品质量投诉率低50%。同时，对供应商的生产能力进行实地考察，查看其生产设备、生产工艺、质量控制体系等，评估其是否具备满足医院采购需求的能力。

（三）制定采购预算

结合市场调研数据和医院历史采购数据，财务部门制定科学合理的采购预算。以某地区的医疗器械市场价格为例，在过去三年中，超声诊断设备的价格因技术更新和市场竞争，平均每年下降5%～8%。财务部门在制定本年度超声诊断设备采购预算时，充分考虑这一价格趋势，并结合医院对设备的性能要求和采购数

量，合理确定预算金额。同时，预留一定比例的弹性预算，以应对市场价格波动、临时增加采购需求等情况。例如，在遇到突发公共卫生事件时，对防护用品、检测设备等医疗器械的需求会急剧增加，弹性预算可确保医院有足够的资金进行采购。

二、医疗器械采购中的风险控制

（一）招标与谈判管理

采用公开招标、邀请招标、竞争性谈判等方式，引入充分的市场竞争机制。在招标过程中，严格按照相关法律法规和医院的招标制度进行操作，以确保招标过程的公平、公正、公开。一项针对医疗机构医疗器械采购招标的研究数据显示，通过招标方式采购的医疗器械，价格平均比直接采购降低了 15% ~ 20%。在谈判环节，组建专业的谈判团队，团队成员包括采购专家、技术人员、财务人员等。谈判前，对供应商的产品成本、市场价格、竞争对手情况等进行深入分析，制定合理的谈判策略。例如，在与某供应商就磁共振成像设备的采购谈判中，谈判团队通过了解该设备的核心零部件成本、同类型产品的市场价格以及其他医院的采购案例，成功将采购价格降低了 10%，并争取到更优惠的售后服务条款。

（二）合同签订与审核

合同是规范双方权利义务的重要法律文件，合同条款的严谨性直接关系到采购风险的大小。在合同签订前，由法律专业人员对合同条款进行细致审核，重点关注产品质量标准、价格、交货时间、售后服务、违约责任等关键内容。以产品质量标准为例，明确规定医疗器械应符合的国家标准、行业标准以及具体的技术参数，避免因质量标准模糊导致的质量纠纷。在交货时间方面，明确规定具体的交货日期和延迟交货的违约责任。据不完全统计，因合同条款不清晰导致的合同纠纷中，约 40% 涉及质量标准和交货时间问题。同时，在合同中约定合理的付款方式和付款时间，这样既可保障供应商的合法权益，又可避免医院资金的风险。

（三）质量检验与验收

建立严格的医疗器械质量检验与验收制度。在医疗器械到货后，由设备管理部门、临床科室和质量控制部门共同参与验收。验收人员依据合同约定的质量标准和技术参数，对医疗器械的外观、性能、功能等进行全面检验。对于大型、复杂的医疗器械，可邀请第三方专业检测机构进行检测。例如，某医院在采购一台高端直线加速器时，邀请了专业的医疗设备检测机构进行验收，检测结果发现设备的部分性能指标未达到合同要求，医院及时与供应商沟通，要求其进行整改或更换，避免了不合格设备投入使用带来的风险。据统计，通过严格的质量检验与验收，可有效发现并解决约 80% 的医疗器械质量问题。

三、医疗器械采购后的风险监控与管理

（一）建立质量追溯体系

利用信息化技术，建立医疗器械质量追溯体系。从医疗器械的采购、入库、出库、使用到报废的全过程进行记录，记录内容包括产品名称、型号、规格、生产厂家、生产日期、批次号、使用科室、使用人员等信息。一旦出现质量问题，可通过追溯体系快速查找问题源头，采取相应的召回、维修等措施。例如，某批次一次性注射器被检测出存在质量问题时，医院可以通过质量追溯体系迅速确定该批次注射器的使用范围和使用数量，及时通知相关科室停止使用，并对已使用的患者进行跟踪观察，以此有效降低质量问题对患者的影响。

（二）供应商绩效评估

定期对供应商进行绩效评估，评估指标包括产品质量、交货及时性、售后服务质量、价格合理性等方面。根据评估结果，对供应商进行分类管理。对于绩效优秀的供应商，在后续采购中给予优先合作、增加采购份额等奖励；对于绩效较差的供应商，要求其限期整改，若整改后仍不符合要求，则取消其供应商资格。例如，某医院对供应商进行年度绩效评估，结果显示，约 20% 的供应商因产品质量问题或交货延迟等原因被评为不合格供应商，医院对这些供应商采取了相应的处理措施，优化了供应商结构，提高了采购质量。

（三）售后服务管理

加强与供应商的售后服务沟通与协调，确保医疗器械在使用过程中出现的问题能够得到及时解决。在合同中明确规定供应商的售后服务响应时间、维修时间、配件供应等要求。例如，对于急救类医疗器械，要求供应商在接到维修请求后 2 小时内响应，24 小时内完成维修。同时，建立售后服务档案，记录医疗器械的维修历史、故障原因、维修措施等信息，为设备的维护保养和后续采购提供参考。

据调查，良好的售后服务可延长医疗器械的使用寿命 10% ~ 20%，并降低设备故障率 25% ~ 30%。

四、医疗器械采购人员培训与风险意识提升

（一）采购人员培训

定期对采购人员进行专业培训，培训内容包括医疗器械知识、采购法律法规、谈判技巧、风险管理等方面。通过培训，提高采购人员的专业素质和业务能力，使其能够在采购过程中准确识别和应对各种风险。例如，组织采购人员参加医疗器械行业研讨会，了解最新的医疗器械技术发展趋势和市场动态；邀请法律专家进行采购法律法规培训，增强采购人员的法律意识。相关培训效果评估数据显示，经过专业培训的采购人员在采购谈判中能够争取到更有利的价格和条款，使采购风险识别能力提高了 30% ~ 40%。

（二）全员风险意识教育

开展全员医疗器械采购风险意识教育，使医院全体员工认识到医疗器械采购风险对医疗质量和患者安全的重要影响。通过举办专题讲座、发放宣传资料、案例分析等方式，向临床科室、设备管理部门、财务部门等相关部门人员普及采购风险知识，以提高全员参与风险管理的积极性和主动性。例如，在医院内部组织医疗器械采购风险案例分析会，选取典型的采购风险案例进行深入剖析，让员工深刻认识到风险防范的重要性，增强风险防范意识。

医疗器械采购风险管理的实施是一个系统工程，涵盖采购前的风险评估与规划、采购中的风险控制以及采购后的风险监控与管理等多个环节。通过明确采购需求、深入调研供应商、科学制定采购预算、规范招标与谈判流程、严格合同审核与质量验收、建立质量追溯体系、加强供应商绩效评估和售后服务管理，以及提升人员培训与风险意识等一系列策略的实施，并结合实际数据进行分析和决策，医疗机构能够有效降低医疗器械采购风险，提高采购质量和效率，为医疗服务的顺利开展提供有力保障。在不断变化的市场环境和日益严格的监管之下，医疗机构应持续优化采购风险管理策略，以确保医疗器械采购工作的安全、科学、规范。

第五章　医疗器械管理创新与应用

第一节　医疗器械营销渠道管理创新分析

随着科技的不断进步，各类新型医疗器械层出不穷，市场竞争越发激烈。在这样的背景下，营销渠道管理对于医疗器械企业的发展起着至关重要的作用。营销渠道不仅是产品到达客户的通道，更是企业与市场沟通的桥梁，直接影响着企业的市场份额、销售业绩以及品牌形象。传统的医疗器械营销渠道模式在面对日益复杂的市场环境和多样化的客户需求时，逐渐暴露出诸多问题，而创新营销渠道管理已成为医疗器械企业实现可持续发展的关键路径。

一、医疗器械营销渠道现状及问题剖析

（一）传统营销渠道模式概述

1. 直销模式

部分医疗器械企业采用直销模式，直接与医疗机构、大型连锁药店等终端客户进行交易。企业组建专业的销售团队，负责产品的推广、销售以及售后服务。这种模式适用于技术复杂、价值较高的医疗器械，如大型医学影像设备。销售团队能够深入了解客户需求，为客户提供个性化的解决方案和专业的技术支持，进而增强客户对产品的信任度。例如，某知名医疗器械企业的高端磁共振成像设备，通过直销团队与大型三甲医院直接对接，详细介绍设备的先进技术、临床应用价值以及定制化的安装和培训服务，成功赢得了众多大型医院的订单。

2. 代理模式

代理模式在医疗器械营销中较为常见。企业将产品委托给各地的代理商进行销售。代理商凭借其在当地的市场资源、销售网络和客户关系，负责产品的推广和销售。代理模式能够帮助企业快速拓展市场，降低市场开发成本。例如，某小

型医疗器械企业专注于研发和生产家用医疗监测设备，通过与各地的医药代理商合作，利用代理商的渠道资源，迅速将产品推向全国各大中小城市的药店和电商平台，快速实现了产品的铺货和市场覆盖。

3. 经销商模式

经销商从医疗器械企业采购产品，然后转售给下游的医疗机构、经销商或零售商。经销商在营销渠道中起到了产品集散和资金周转的作用。他们通常具有一定的仓储和物流能力，能够根据市场需求及时调配产品。例如，一些常见的医用耗材，如一次性注射器、输液器等，通过各级经销商的层层分销，最终到达医疗机构和零售终端。

（二）传统营销渠道存在的问题

1. 渠道层级过多

传统医疗器械营销渠道往往存在多层级结构，从企业到终端客户可能经过总代理商、一级代理商、二级代理商、经销商等多个环节。层级过多导致信息传递不畅，产品价格层层加码，这增加了终端客户的采购成本。例如，某款小型医疗器械产品，出厂价为 100 元，经过各级渠道加价后，到达终端医疗机构时价格可能高达 150 ~ 180 元，这不仅降低了产品的市场竞争力，也给医疗机构带来了较大的成本压力。

2. 渠道成员利益冲突

不同层级的渠道成员在追求自身利益最大化的过程中，容易产生利益冲突。例如，代理商为了获取更高的利润，可能会过度追求销售量，而忽视产品质量和售后服务，影响企业品牌形象。同时，经销商之间可能会出现窜货现象，扰乱市场秩序。某品牌的血糖仪在市场上就曾出现不同区域经销商之间的窜货问题，导致市场价格混乱，严重损害了其他经销商的利益，也影响了企业的市场布局和销售业绩。

3. 渠道信息不对称

由于渠道层级多且缺乏有效的信息共享机制，企业难以实时掌握产品在渠道中的库存、销售情况以及终端客户的需求信息。这使企业在生产计划制订、产品研发方向确定等方面缺乏准确的数据支持，容易导致生产与市场需求脱节。例如，某医疗器械企业由于无法及时了解市场上某类产品的库存情况，盲目生产，结果造成大量产品积压，占用了大量资金，同时又错过了其他产品的市场推广时机。

4. 渠道服务能力不足

传统营销渠道在产品的售前、售中、售后服务方面存在不足。售前，对客户的需求了解不够深入，无法为客户提供精准的产品推荐和解决方案；售中，产品配送不及时、安装调试不到位等问题时有发生；售后，维修响应时间长、配件供应不及时，影响客户对产品的正常使用。例如，某医疗机构购买的一台大型医疗设备出现故障，由于经销商的售后服务能力有限，维修人员未能及时赶到现场，且配件调配困难，导致设备停机时间长达一周，严重影响了医院的正常诊疗工作。

二、医疗器械营销渠道管理创新策略

（一）数字化营销渠道拓展

1. 电商平台营销

随着互联网技术的发展，电商平台已成为医疗器械营销的重要渠道。企业可以在专业的医疗器械电商平台开设官方旗舰店，直接面向终端客户销售产品。电商平台具有信息传播快、覆盖面广、交易便捷等优势。例如，某企业在医疗器械电商平台上销售家用康复器材，通过详细的产品介绍、用户评价展示以及线上促销活动，吸引了大量个人消费者和小型医疗机构的关注。同时，电商平台的大数据分析功能能够帮助企业了解客户的购买行为和偏好，为产品研发和营销推广提供数据支持。

2. 社交媒体营销

利用社交媒体平台进行医疗器械营销是一种新兴且有效的方式。企业可以通过微信、微博、抖音等社交媒体平台，发布产品信息、科普知识、临床案例等内容，以吸引目标客户群体的关注。例如，某医疗器械企业在微信公众号上定期发布关于新型医疗器械的研发进展、临床应用效果以及使用注意事项等文章，通过图文并茂、生动有趣的内容，吸引了大量医疗机构人员、医护人员以及患者家属的关注和转发。同时，企业可以通过社交媒体平台与客户进行互动，及时了解客户需求和反馈，以此提升客户满意度。

3. 线上直播营销

线上直播营销在医疗器械领域逐渐兴起。企业可以邀请行业专家、产品研发人员进行线上直播，介绍产品的技术特点、临床应用价值以及操作方法等。直播过程中，观众可以通过弹幕、留言等方式与主播进行互动，提出问题和建议。例如，某企业在推出一款新型超声诊断设备时，举办了线上直播发布会，邀请了知名医学专家进行现场演示和讲解，吸引了数千名医疗机构采购人员和医护人员观看。直播过程中，观众对产品表现出浓厚兴趣，纷纷咨询购买事宜，取得了良好的营销效果。

（二）渠道扁平化与整合

1. 减少渠道层级

医疗器械企业应尽量减少营销渠道的层级，采用扁平化的渠道结构。例如，一些企业直接与大型连锁医疗机构、集团化医院进行合作，绕过中间的代理商和经销商环节，实现产品的直接销售。这样不仅可以降低产品价格，提高产品竞争力，还能使企业更加贴近终端客户，及时了解客户需求和市场动态。某企业通过与大型连锁口腔医疗机构直接合作，为其提供口腔医疗器械产品，减少了中间环节的加价，降低了口腔医疗机构的采购成本，同时企业也能根据口腔医疗机构的反馈，快速对产品进行改进和优化。

2. 渠道整合

整合不同类型的营销渠道，实现渠道资源的共享和协同。例如，企业可以将线上电商平台与线下经销商渠道进行整合。线上平台负责产品展示、信息传播和客户引流，线下经销商负责产品的配送、安装调试和售后服务。客户在线上下单后，由线下经销商完成后续的服务工作。某医疗器械企业在推广一款家用血压计时，通过线上电商平台吸引客户下单，然后由当地的经销商负责送货上门和安装调试，并为客户提供使用培训和售后维修服务，从而实现了线上线下渠道的优势互补，提升了客户的购物体验。

（三）建立战略合作伙伴关系

1. 与供应商合作

医疗器械企业与供应商建立紧密的战略合作伙伴关系，共同研发新产品、优化供应链管理。供应商可以为企业提供优质的原材料和零部件，以确保产品质量。同时，双方可以共享市场信息和技术资源，共同应对市场变化。例如，某医疗器械企业与一家知名的电子元器件供应商合作，共同研发新型的医疗监测设备。供应商凭借其在电子元器件领域的技术优势，为企业提供高性能、低功耗的元器件，企业则利用自身的医疗器械研发经验，将这些元器件应用到产品中，双方合作推出的产品在市场上取得了良好的反响。

2. 与医疗机构合作

与医疗机构建立长期稳定的合作关系，是医疗器械企业营销渠道管理的重要策略。企业可以与医疗机构开展临床研究合作，共同验证产品的临床效果和安全性。同时，医疗机构可以为企业提供产品使用反馈，以帮助企业改进产品。例如，某企业与多家三甲医院合作，对其研发的一款新型心脏支架进行临床研究。通过临床研究，企业不仅验证了产品的有效性和安全性，还根据医院的反馈对产品进行了优化，提高了产品的市场竞争力。此外，企业还可以为医疗机构提供设备租赁、技术培训等增值服务，以增强与医疗机构的合作黏性。

（四）提升渠道服务质量

1. 售前服务优化

加强售前服务，深入了解客户需求。企业可以派遣专业的销售团队和技术人员，与客户进行面对面的沟通，了解客户的实际需求和痛点，为客户提供个性化的产品解决方案。例如，某企业在销售大型医学影像设备时，售前团队会对医院的科室布局、患者流量、临床需求等进行详细调研，然后根据调研结果为医院推荐合适的设备型号，并提供设备安装位置规划、配套设施建议等服务。

2. 售中服务提升

在产品销售过程中，为确保产品配送及时、安装调试到位，企业应建立高效的物流配送体系，与专业的物流企业合作，以确保产品能够按时、安全送达客户手中。同时，要派遣专业的技术人员进行设备的安装调试，以确保设备正常运行。例如，某企业承诺在客户下单后 3 ～ 5 个工作日内完成产品配送，设备到达后 24 小时内完成安装调试，通过严格的时间把控，提升了客户对售中服务的满意度。

3. 售后服务强化

完善售后服务体系，提高维修响应速度和配件供应及时性。企业可以建立全国性的售后服务网络，设立多个售后服务中心，配备专业的维修人员和充足的配件库存。同时，利用信息化技术，实现售后服务的远程监控和管理。例如，某企业为客户提供 24 小时售后服务热线，客户在设备出现故障时可以随时拨打热线报修。售后服务中心接到报修信息后，通过信息化系统快速查询设备信息和客户位置，安排就近的维修人员携带相应配件前往维修，以确保设备在最短时间内恢复正常运行。

三、医疗器械营销渠道创新实施要点

（一）组织架构与人员调整

1. 组建数字化营销团队

为了有效拓展数字化营销渠道，企业需要组建专门的数字化营销团队。团队成员应具备互联网营销、数据分析、内容创作等多方面的专业知识和技能。例如，团队中要有熟悉电商平台运营的人员，负责电商店铺的日常管理和营销活动策划；要有擅长社交媒体营销的人员，负责社交媒体平台的内容创作和粉丝运营；要有数据分析人员，负责收集和分析营销数据，为营销决策提供支持。

2. 培训渠道人员

对渠道人员进行培训，提升其专业素质和服务能力。培训内容包括产品知识、销售技巧、售后服务技能以及数字化营销知识等。例如，定期组织渠道人员参加产品培训课程，使其深入了解产品的技术特点、临床应用价值和操作方法；开展销售技巧培训，以提高渠道人员的沟通能力和销售谈判能力；进行数字化营销培训，让渠道人员掌握电商平台、社交媒体平台等数字化营销工具的使用方法。

（二）技术与系统支持

1. 建立营销信息系统

企业应建立营销信息系统，以实现渠道信息的实时共享和管理。营销信息系统可以整合产品库存、销售数据、客户信息、渠道成员信息等多方面的数据，为企业决策提供准确的数据支持。例如，通过营销信息系统，企业可以实时了解产品在各个渠道的库存情况，当某地区的库存低于安全库存水平时，系统自动发出预警，提醒企业及时补货。同时，企业可以通过系统分析客户的购买行为和偏好，制定针对性的营销策略。

2. 利用大数据与人工智能技术

利用大数据和人工智能技术，对营销数据进行深度分析。大数据技术可以收集和处理海量的营销数据，挖掘数据背后的规律和趋势。人工智能技术可以实现客户需求预测、智能推荐等功能。例如，通过大数据分析，企业可以了解不同地区、不同医疗机构对医疗器械产品的需求差异，根据这些差异制订个性化的市场推广方案。同时，利用人工智能的智能推荐算法，为客户推荐符合其需求的医疗器械产品，以提高客户的购买转化率。

（三）风险管理

1. 渠道风险识别

识别营销渠道创新过程中可能面临的风险，如技术风险、市场风险、法律风险等。技术风险包括数字化营销平台出现故障、数据泄露等问题；市场风险包括市场需求变化、竞争对手推出更具竞争力的产品等；法律风险包括医疗器械营销过程中可能涉及的法律法规问题。例如，企业在开展线上直播营销时，可能面临直播平台突然出现技术故障，导致直播中断的风险；在拓展电商平台渠道时，可能面临电商平台规则变化，影响企业店铺运营的风险。

2. 风险应对策略

制定相应的风险应对策略，降低风险损失。对于技术风险，企业应与技术服务提供商建立长期合作关系，定期对技术系统进行维护和升级，并制订应急预案，以确保在技术故障发生时能够快速恢复。对于市场风险，企业应加强市场调研，及时了解市场动态和竞争对手情况，调整营销策略。对于法律风险，企业应加强法律法规学习，建立合规管理体系，以确保营销活动符合相关法律法规要求。例如，企业在开展电商平台营销时，要严格遵守电商平台的规则和相关法律法规，避免因违规行为导致店铺被封或受到法律处罚。

医疗器械营销渠道管理创新是企业在激烈市场竞争中取得优势的关键。通过数字化营销渠道拓展、渠道扁平化与整合、建立战略合作伙伴关系以及提升渠道服务质量等创新策略的实施，医疗器械企业能够有效解决传统营销渠道存在的问题，提高营销效率，降低运营成本，提升客户满意度，增强市场竞争力。在创新实施过程中，企业需要注重组织架构与人员调整、技术与系统支持以及风险管理等要点，以确保创新举措的顺利推进。随着医疗行业的不断发展和市场环境的变化，医疗器械企业应持续关注营销渠道管理创新趋势，不断探索和实践新的营销渠道模式，为企业的可持续发展奠定坚实基础。

第二节　以创新思路强化医疗器械标准管理

医疗器械作为医疗体系中的关键要素，其质量与安全性直接关乎患者的生命健康以及医疗服务的质量。医疗器械标准管理则是确保医疗器械符合质量与安全要求的核心手段。随着医疗器械行业的快速发展，新的技术、产品不断涌现，传统的标准管理方式已难以满足行业发展的需求。因此，以创新思路强化医疗器械标准管理，已成为推动医疗器械行业高质量发展、保障公众健康的必然选择。

一、医疗器械标准管理现状

（一）现有标准体系概述

我国已初步建立起一套相对完整的医疗器械标准体系，涵盖了基础标准、产品标准、方法标准等多个类别。基础标准规定了医疗器械通用的术语、符号、计量单位等，为整个标准体系奠定基础；产品标准针对各类具体医疗器械，明确了其性能指标、质量要求、检验方法等关键内容；方法标准则规范了医疗器械在生产、检测过程中所使用的各类技术方法。例如，在医用超声诊断设备的标准中，详细规定了设备的超声输出强度、图像分辨率、安全性能等指标，以及相应的检测方法和合格判定准则。

（二）标准管理存在的问题

1. 标准更新滞后

医疗器械行业技术创新日新月异，新型产品不断推出。然而，现行标准的更新速度往往跟不上技术发展的步伐。例如，随着人工智能技术在医疗器械领域的广泛应用，如智能影像诊断设备、智能康复器械等，现有的标准在人工智能算法的安全性、可靠性评估等方面缺乏明确规定，这导致了新产品在上市过程中面临标准缺失的困境，影响了产品的推广和应用。

2. 标准协调性不足

不同部门、不同领域制定的医疗器械标准之间存在协调性问题。例如，在医疗器械的电磁兼容性方面，电气安全标准与电磁兼容标准分别由不同部门制定，部分条款存在不一致甚至冲突的情况，给企业的生产和产品检测带来困扰，增加了企业的合规成本。

3. 参与主体单一

在标准制定过程中，主要以政府部门和相关标准化技术委员会为主导，医疗器械生产企业、医疗机构、科研机构等利益相关方的参与度不够。企业作为产品的生产者，对产品的技术特点和市场需求最为了解；医疗机构作为产品的使用者，能直接反馈产品在临床应用中的问题和需求；科研机构则掌握着前沿技术发展动态。参与主体的单一性导致标准制定可能脱离实际，无法充分满足各方需求。

4. 国际标准接轨困难

在全球医疗器械市场一体化的背景下，我国医疗器械标准与国际标准接轨面临诸多挑战。一方面，国际医疗器械标准更新频繁，我国在跟踪、转化国际标准方面存在一定的延迟。另一方面，由于我国医疗器械产业发展水平与国际先进水平存在差距，部分国际标准在国内实施存在困难，需要在接轨过程中进行适当的调整和优化。

二、以创新思路强化医疗器械标准管理的策略

（一）创新标准制定流程

1. 建立敏捷标准制定模式

借鉴敏捷开发理念，建立敏捷标准制定模式。改变传统标准制定过程中冗长、复杂的程序，采用迭代式的制定方法。在标准制定初期，先确定核心的、急需规范的内容，发布试行标准。随着技术的发展和实践经验的积累，及时对试行标准进行修订和完善，形成正式标准。例如，对于新兴的可穿戴医疗器械，在标准制定时，先针对其基本的安全性能、数据传输准确性等关键问题制定试行标准，在

产品上市应用一段时间后，根据市场反馈和技术发展，对标准进行补充和优化，以确保标准能够快速适应产品的发展变化。

2. 加强利益相关方参与

建立广泛的利益相关方参与机制。在标准制定过程中，通过公开征求意见、召开研讨会、设立咨询委员会等方式，充分吸纳医疗器械生产企业、医疗机构、科研机构、行业协会以及消费者代表等各方意见。例如，在制定某类高值医用耗材的标准时，组织生产企业介绍产品的生产工艺和技术特点，医疗机构反馈产品在临床使用中的问题和需求，科研机构分享相关领域的前沿研究成果，消费者代表提出对产品易用性和安全性的期望，综合各方意见制定出更具实用性和科学性的标准。

3. 利用大数据与人工智能辅助标准制定

运用大数据技术收集和分析医疗器械的生产数据、临床使用数据、不良事件报告等海量信息，为标准制定提供数据支持。例如，通过分析大量医疗器械的故障数据，找出常见的故障模式和原因，从而在标准中针对性地增加相应的质量控制和检测要求。同时，利用人工智能技术对数据进行挖掘和预测，提前识别医疗器械领域的技术发展趋势和潜在的安全风险，为标准的前瞻性制定提供依据。例如，通过人工智能算法对医疗器械专利数据的分析，预测未来可能出现的新技术和新产品，提前布局相关标准的制定。

（二）创新标准内容

1. 融入新技术相关标准

随着新兴技术在医疗器械领域的应用不断深入，在标准内容中及时融入新技术相关要求。例如，针对人工智能医疗器械，制定专门的算法安全性评估标准，包括算法的验证与确认方法、数据隐私保护要求、算法性能持续监测规范等。对于 3D 打印医疗器械，制定材料选择标准、打印工艺规范、产品性能测试方法等，以确保新技术在医疗器械中的安全、有效应用。

2. 强化全生命周期标准管理

从医疗器械的研发、生产、流通、使用到报废的全生命周期角度出发，制定相应的标准。在研发阶段，制定医疗器械设计开发标准，规范产品的设计理念、预期用途确定、风险评估等环节；在生产阶段，加强生产质量管理规范（GMP）标准的细化和完善，以确保产品质量的稳定性和一致性；在流通阶段，制定医疗器械物流配送标准，对产品的储存条件、运输过程中的防护要求等进行规范；在使用阶段，制定医疗器械临床使用规范，指导医疗机构正确使用和维护医疗器械；在报废阶段，制定医疗器械报废处理标准，明确产品的回收、拆解、环保处理等要求，以实现医疗器械全生命周期的规范化管理。

3. 制定个性化医疗器械标准

随着医疗技术的发展，个性化医疗器械逐渐兴起。针对此类医疗器械，制定专门的标准。例如，对于定制式义齿等个性化医疗器械，制定患者数据采集与传输标准、产品个性化设计规范、生产工艺控制要求等，以确保个性化医疗器械在满足患者特殊需求的同时，保证产品质量和安全性。

（三）创新标准管理模式

1. 构建标准化信息服务平台

搭建医疗器械标准化信息服务平台，整合国内外医疗器械标准信息、标准制定动态、技术法规等内容。平台为企业、医疗机构、监管部门等提供一站式的标准查询、解读、培训等服务。企业可以通过平台快速获取所需标准，了解标准的更新情况；医疗机构能够查询医疗器械在临床使用中的相关标准要求；监管部门可以利用平台发布标准管理政策，开展在线培训和指导，提高标准管理的效率和透明度。

2. 推行标准认证与采信制度

建立医疗器械标准认证制度，由专业的认证机构依据相关标准对医疗器械产品进行认证。通过认证的产品，可在市场上获得更广泛的认可和采信。例如，对于符合特定高质量标准的医疗器械产品，在医疗机构采购、医保支付等方面给予一定的政策倾斜。同时，加强对认证机构的监管，以确保认证工作的公正性和权威性，推动医疗器械行业向标准化、规范化方向发展。

3. 加强国际标准合作与交流

积极参与国际医疗器械标准的制定和修订工作，加强与国际标准化组织（ISO）、国际电工委员会（IEC）等国际组织的合作与交流。派遣国内专家加入国际标准制定工作组，将我国医疗器械产业的技术优势和需求融入国际标准中。同时，及时跟踪国际标准发展动态，快速转化先进的国际标准为国内标准，以促进我国医疗器械标准与国际接轨。例如，在医疗器械的生物相容性标准制定方面，要积极参与 ISO 相关标准的修订，以推动我国生物相容性评价技术与国际同步发展。

三、创新思路强化医疗器械标准管理的实施要点

（一）政策支持与法规保障

政府部门应出台相关政策，鼓励医疗器械标准管理创新。例如，设立标准创新专项基金，对在标准制定、管理模式创新等方面表现突出的企业、机构给予资金支持。同时，完善医疗器械相关法规，将创新的标准管理理念和措施纳入法规体系，为标准管理创新提供法律依据。如修订医疗器械监管法规，明确规定敏捷标准制定模式的合法性和实施流程，以确保创新举措在法律框架内有序推进。

（二）人才培养与团队建设

培养一批既懂医疗器械专业技术，又熟悉标准化工作的复合型人才。高校和职业院校可开设医疗器械标准化相关专业课程，培养专业人才。企业和相关机构应加强内部培训，定期组织员工参加标准化知识培训和技能提升课程。同时，组建专业的标准管理团队，团队成员应包括标准制定专家、技术研发人员、法规实务人员等，负责标准的制定、实施和管理工作，为创新标准管理提供人才保障。

（三）企业主体作用发挥

医疗器械生产企业作为标准的直接执行者和受益者，应充分发挥主体作用。企业要积极参与标准制定过程，将自身的技术优势和市场需求反馈给标准制定部门。同时，企业要严格按照标准组织生产，不断提升产品质量。例如，企业在研发新产品时，主动与标准制定机构沟通，以确保产品研发符合未来的标准发展方向；在生产过程中，建立完善的质量管理体系，以标准为依据进行质量控制，提高产品的市场竞争力。

以创新思路强化医疗器械标准管理是推动医疗器械行业高质量发展的关键举措。通过创新标准制定流程、引入敏捷模式、加强利益相关方参与、利用新技术辅助、创新标准内容、融入新技术要求、强化全生命周期管理、制定个性化标准、

创新标准管理模式、构建信息服务平台、推行认证与采信制度、加强国际合作等策略的实施，能够有效解决当前医疗器械标准管理中存在的问题。在实施过程中，需要政府提供政策支持与法规保障，并充分发挥企业的主体作用，加强人才培养与团队建设。随着创新思路在医疗器械标准管理中的不断深入应用，我国医疗器械行业将朝着更加规范、安全、高效的方向发展，为保障公众健康和推动医疗事业进步提供坚实支撑。

第三节　医疗器械合规运营与质量管理创新

医疗器械作为医疗健康产业的重要组成部分，其质量与安全性直接关系到患者的生命健康和医疗服务的有效性。在医疗器械行业快速发展的当下，市场上产品种类日益繁多，技术创新层出不穷。然而，这也伴随着诸多风险与挑战，如医疗器械不良事件时有发生，不仅对患者造成伤害，也严重影响了行业的信誉。因此，医疗器械企业必须高度重视合规运营与质量管理创新，这不仅是保障公众健康的必然要求，也是企业在激烈市场竞争中立足并实现可持续发展的关键所在。

一、医疗器械合规运营与质量管理的重要性

（一）保障患者安全

医疗器械的合规运营确保产品从研发、生产、流通到使用的整个生命周期都符合相关法规标准。严格的质量管理能够有效把控产品质量，降低医疗器械不良事件的发生概率。例如，在心脏起搏器的生产过程中，遵循严格的质量控制体系，对电子元件的采购、电路设计、外壳制造等各个环节进行精准管控，保证起搏器的性能稳定、可靠，从而为患者的生命健康提供坚实保障。

（二）维护行业信誉

合规运营与良好的质量管理有助于提升整个医疗器械行业的信誉。当企业都严格遵守法规，注重产品质量时，消费者和医疗机构对医疗器械产品的信任度就会显著提高。反之，若行业内频繁出现违规操作和质量问题，如某批次医疗器械被曝光存在质量缺陷，将会引发公众对整个行业的质疑，损害行业的整体形象，阻碍行业的健康发展。

（三）促进企业可持续发展

对于医疗器械企业而言，合规运营是企业合法经营的基础，质量管理创新则是提升企业核心竞争力的重要手段。合规运营可避免企业因违规行为面临法律制裁、经济赔偿等风险，从而保证企业的正常运营。而通过质量管理创新，企业则能够提高产品质量，降低生产成本，开发出更具市场竞争力的产品，从而实现可持续发展。例如，企业通过创新质量管理方法，优化生产流程，减少了产品次品率，降低了生产成本，同时提高了产品质量，赢得了更多客户的信赖和市场份额。

二、医疗器械合规运营与质量管理面临的挑战

（一）法规标准更新频繁

医疗器械行业受到严格的法规监管，法规标准则随着技术发展和行业实践不断更新。例如，随着人工智能技术在医疗器械中的应用逐渐广泛，相关法规对人工智能医疗器械的算法验证、数据安全等方面就提出了新的要求。企业需要及时了解并适应这些法规变化，调整自身的运营和质量管理策略，这对企业的应变能力和资源投入提出了较高挑战。

（二）供应链管理复杂

医疗器械的供应链涉及原材料供应商、零部件制造商、组装企业、经销商等多个环节。每个环节的质量控制都至关重要，任何一个环节出现问题都可能影响到最终产品的质量。例如，在骨科植入物的供应链中，原材料的质量直接影响着植入物的强度和生物相容性。由于供应链环节众多，信息沟通不畅，企业难以对整个供应链进行全面、有效的质量监控，这无疑增加了合规运营与质量管理的难度。

（三）质量管理技术手段相对滞后

部分医疗器械企业在质量管理中仍然依赖传统的检测方法和管理模式，对于先进的质量管理技术，如大数据分析、人工智能辅助质量检测等应用不足。传统方法在面对复杂的医疗器械产品和大规模生产时，可能存在检测效率低、准确性差等问题。例如，在对复杂的医学影像设备进行质量检测时，传统的抽样检测方法难以全面检测设备的各项性能指标，而利用大数据分析可以对设备的运行数据进行实时监测和分析，及时发现潜在的质量问题，但许多企业尚未充分利用这类

先进技术。

（四）人才短缺

医疗器械合规运营与质量管理需要既懂医疗器械专业知识，又熟悉法规标准和质量管理方法的复合型人才。然而，目前行业内这类人才相对短缺。一方面，高校相关专业的人才培养数量有限，难以满足行业快速发展的需求；另一方面，企业内部对员工的培训体系不够完善，员工的专业技能和知识更新速度跟不上行业发展的步伐。例如，企业在实施新的质量管理体系时，由于缺乏专业人才的指导，导致体系实施效果不佳。

三、医疗器械合规运营与质量管理创新策略

（一）法规标准跟踪与应对创新

1. 建立法规标准跟踪机制

企业应设立专门的法规事务部门或岗位，负责跟踪国内外医疗器械法规标准的更新动态。通过订阅专业的法规资讯平台、参加行业研讨会、与监管部门保持密切沟通等方式，及时获取法规变化信息。例如，定期关注国家药品监督管理局发布的法规文件，以及国际标准化组织（ISO）关于医疗器械标准的修订情况。

2. 提前布局应对策略

在获取法规标准更新信息后，企业要组织研发、生产、质量等相关部门进行研讨，提前制定应对策略。对于新法规标准要求的技术改进或管理调整，制订详细的实施计划，并合理安排资源。例如，当法规对医疗器械的环保要求提高时，企业就需要提前研究可替代的环保材料，以调整生产工艺，确保产品符合新的环保标准。

（二）供应链质量管理创新

1. 供应商协同管理

与供应商建立紧密的合作关系，实施供应商协同管理。企业应帮助供应商提升质量管理水平，定期对供应商进行审核和培训。例如，向供应商提供质量管理体系建设的指导，要求供应商采用先进的生产工艺和质量检测设备。同时，建立供应商绩效评估体系，根据供应商的产品质量、交货及时性、售后服务等指标进

行考核，对表现优秀的供应商给予奖励，对不符合要求的供应商进行整改或淘汰。

2. 全程质量追溯系统建设

利用信息化技术构建医疗器械全程质量追溯系统。从原材料采购开始，记录每一批次原材料的来源、质量检测数据；在生产过程中，跟踪产品的生产工序、质量控制参数；在流通环节，记录产品的运输路径、储存条件等信息。通过质量追溯系统，企业可以快速定位产品质量问题的根源，及时采取召回、整改等措施。例如，当某批次医疗器械在临床使用中出现质量问题时，企业通过质量追溯系统能够迅速确定问题出在原材料供应商的某个批次，从而对该批次原材料及相关产品进行有效处理。

（三）质量管理技术创新

1. 大数据与人工智能应用

引入大数据分析技术，对医疗器械的生产数据、临床使用数据、不良事件报告等进行分析。通过大数据分析，企业可以挖掘产品质量问题的潜在规律，提前预测质量风险。例如，通过分析大量医疗器械的故障数据，找出常见的故障模式和原因，优化产品设计和生产工艺。同时，利用人工智能技术进行质量检测，如采用图像识别技术对医疗器械的外观质量进行检测，利用机器学习算法对医疗器械的性能数据进行分析，提高质量检测的效率和准确性。

2. 物联网技术应用

借助物联网技术，实现对医疗器械生产过程和使用过程的实时监控。在生产环节，通过在设备上安装传感器，实时采集生产设备的运行参数、产品质量数据等信息，当数据出现异常时，系统自动报警，提醒操作人员及时调整。在医疗器械使用过程中，物联网设备可以实时监测设备的运行状态、使用频率等信息，为企业提供产品质量反馈，同时也有助于医疗机构进行设备维护和管理。例如，对于大型医学影像设备，通过物联网技术可以实时监测设备的关键部件的运行状态，提前预警可能出现的故障，以减少设备停机时间。

（四）人才培养与团队建设创新

1. 校企合作培养人才

医疗器械企业与高校、职业院校开展合作，建立人才培养基地。企业参与高校相关专业的课程设置和教学计划制订，将行业实际需求融入教学内容。高校为企业定向培养医疗器械合规运营与质量管理方面的专业人才，学生在校期间可以到企业实习，积累实践经验。例如，企业与高校合作开设医疗器械法规与质量管理专业课程，学生毕业后能够快速适应企业的工作岗位。

2. 内部培训体系优化

企业完善内部培训体系，针对不同岗位的员工制订个性化的培训计划。培训内容包括医疗器械法规标准解读、质量管理方法与工具应用、专业技术知识更新等。采用线上线下相结合的培训方式，如在线课程学习、线下专题讲座、案例分析讨论等。同时，建立培训效果评估机制，对员工的培训成果进行考核，将考核结果与员工的绩效挂钩，激励员工积极参加培训，以提升自身素质。例如，企业定期组织员工参加医疗器械法规标准的线上培训课程，培训结束后进行在线考试，对成绩优秀的员工给予奖励。

四、医疗器械合规运营与质量管理创新的实施要点

（一）企业管理层重视

企业管理层要充分认识到合规运营与质量管理创新的重要性，将其纳入企业战略规划。在资源配置上，给予足够的资金、人力支持。例如，设立专门的质量管理创新项目资金，用于新技术的研发和应用；选拔优秀的人才组建合规运营与质量管理团队，并为团队提供良好的工作环境和发展空间。

（二）跨部门协作

合规运营与质量管理创新涉及企业的多个部门，如研发、生产、销售、质量控制、法规事务等。企业要建立跨部门协作机制，明确各部门在合规运营与质量管理创新中的职责和分工。通过定期召开跨部门会议、建立项目协作小组等方式，加强部门之间的沟通与协作。例如，在研发新产品时，研发部门要与法规事务部门密切配合，确保产品设计符合法规标准要求；生产部门要与质量控制部门协同工作，保证产品生产过程中的质量控制。

（三）持续改进

合规运营与质量管理创新是一个持续的过程，企业要建立持续改进机制。定期对企业的合规运营情况和质量管理效果进行评估，收集内部员工和外部客户的

反馈意见。根据评估和反馈结果，及时调整创新策略和措施，以不断优化企业的运营和质量管理体系。例如，企业每年开展一次合规运营与质量管理的内部审核，对发现的问题进行分析总结，制订改进计划，并跟踪改进措施的实施效果。

医疗器械合规运营与质量管理创新是医疗器械行业实现高质量发展的核心驱动力。面对法规标准更新频繁、供应链管理复杂、质量管理技术手段滞后以及人才短缺等挑战，企业通过创新法规标准跟踪与应对机制、供应链质量管理模式、质量管理技术以及人才培养与团队建设方式，能够有效提升合规运营水平和质量管理效果。在实施创新策略过程中，企业管理层的重视、跨部门协作以及持续改进机制的建立至关重要。随着创新实践在医疗器械行业的不断深入，整个行业将朝着更加规范、安全、高效的方向发展，为保障公众健康和推动医疗事业进步提供坚实支撑。

第四节 医疗器械全供应链追溯管理的 UDI 创新应用

随着人民群众健康需求日益增加，以及医疗卫生事业不断发展，作为医疗服务中重要组成部分的医疗器械市场多年来一直保持稳步增长。相较于药品行业，医疗器械行业“多、小、散、乱”的市场格局依然存在。近几年，随着医改不断深入，医疗器械市场更加成为监管的重点之一。医疗器械唯一标识（UDI）作为医疗器械产品的“身份证”，可以规范医疗领域数据格式，提高临床数据采集的准确性，这是解决医疗器械全球监管问题的通用语言和实现医疗器械全生命周期管理的基础。随着国家层面各项法规和政策文件的发布，UDI 系统的建设在医疗器械生产、经营、流通、使用、监管等各个环节稳步推进。

一、医疗器械全供应链追溯管理的现状与挑战

（一）传统追溯管理模式的局限

在 UDI 系统广泛应用之前，医疗器械追溯主要依赖于企业自行制定的编码体系或局部的追溯方案。不同企业的编码规则千差万别，缺乏统一标准，导致信息在供应链各环节难以有效共享与整合。例如，一家医疗器械生产企业对其产品

采用内部的批次编码，当产品进入流通环节，经销商和医疗机构需要花费大量时间和精力去解读这些编码所包含的信息，且不同企业的编码解读方式各不相同，这极大地增加了追溯管理的难度。同时，传统追溯模式往往侧重于生产环节，对原材料供应、产品流通及使用环节的追溯不够全面，难以实现全供应链的无缝衔接追溯。

（二）医疗器械供应链的复杂性

医疗器械供应链涉及众多参与方，包括原材料供应商、零部件制造商、医疗器械生产企业、各级经销商、物流配送企业以及医疗机构等。各参与方之间的信息系统相互独立，数据格式和接口不一致，使得信息流通不畅。以骨科植入物为例，其原材料可能来自多个国家和地区的不同供应商，经过复杂的加工组装过程后，通过多级经销商销售到全国各地的医疗机构。在这一漫长的供应链过程中，由于信息传递的障碍，一旦产品出现质量问题，就很难快速准确地追溯到问题源头。

（三）监管要求的不断提高

随着医疗行业的发展，监管部门对医疗器械的质量与安全监管日益严格，要求企业不仅要确保产品质量符合标准，还要能够对产品从生产到使用的全过程进行有效追溯。例如，国家药品监督管理局明确规定，医疗器械生产企业应当建立产品追溯体系，以确保产品可追溯。然而，传统的追溯管理模式无法满足日益严格的监管要求，迫切需要引入创新的技术和管理手段。

二、UDI 系统的概述与优势

（一）UDI 系统的构成

UDI 系统由产品标识（Device Identification，DI）和生产标识（Production Identification，PI）组成。DI 是识别注册人 / 备案人、医疗器械型号规格和包装的唯一代码，具有唯一性和稳定性，如同医疗器械的“身份证”，在产品整个生命周期中保持不变。PI 则包含医疗器械的生产批次、序列号、生产日期、失效日期等信息，用于识别医疗器械的生产过程和批次特性。通过 DI 和 PI 的结合，能够精准定位每一件医疗器械在供应链中的位置和状态。

（二）UDI 系统在医疗器械追溯中的优势

1. 信息统一与共享

UDI 系统赋予医疗器械全球通用的唯一标识，打破了不同企业、不同环节之间的信息壁垒。供应链各参与方可以基于统一的 UDI 编码，在各自的信息系统中准确记录和共享医疗器械的相关信息。例如，医疗器械生产企业在产品出厂时，将 UDI 编码录入生产管理系统，并上传至监管部门的数据库；经销商在接收产品时，通过扫描 UDI 码，快速将产品信息录入自己的库存管理系统，同时与生产企业和下游医疗机构实现信息共享，以确保信息的一致性和准确性。

2. 精准追溯与召回

借助 UDI 系统，能够实现医疗器械全供应链的精准追溯。当某批次医疗器械出现质量问题时，监管部门和企业可以通过 UDI 编码迅速查询到该批次产品的生产、流通和使用情况，精准定位问题产品的流向，及时采取召回措施，最大限度减少对患者的伤害。例如，某品牌的血糖仪被发现存在测量误差问题，企业通过 UDI 系统，在短时间内就确定了该批次血糖仪的销售范围，包括哪些经销商和医疗机构采购了该产品，以及产品的具体使用情况，从而高效地实施召回工作，降低了不良事件的影响范围。

3. 提升监管效能

监管部门利用 UDI 系统，可以对医疗器械从注册、生产、经营到使用的全过程进行实时、动态监管。通过对 UDI 数据的分析，能够及时发现医疗器械行业的质量风险和监管漏洞，为制定监管政策和措施提供数据支持。例如，监管部门通过分析 UDI 系统中医疗器械的不良事件报告数据，发现某类医疗器械在特定地区或特定医疗机构出现不良事件的频率较高，进而有针对性地开展调查和监管，提高监管的精准性和有效性。

三、UDI 在医疗器械全供应链追溯管理中的创新应用

（一）基于 UDI 的生产过程精细化管理

1. 原材料追溯与质量控制

医疗器械生产企业在采购原材料时，要求供应商提供原材料的 UDI 编码，

并将其录入企业的原材料管理系统。在生产过程中，通过对原材料 UDI 码的扫描和记录，实现对原材料从入库、领料、加工到成品组装的全过程追溯。一旦产品出现质量问题，可以迅速追溯到原材料的供应商、批次等信息，便于企业进行质量分析和责任认定。例如，某医疗器械生产企业在生产心脏支架时，对所使用的金属原材料进行 UDI 编码管理，当发现部分心脏支架在临床使用中出现断裂问题时，通过追溯原材料 UDI 码，确定是某批次原材料的质量问题，企业及时与供应商沟通，采取换货和质量改进措施，有效保障了产品质量。

2. 生产过程追溯与优化

在医疗器械生产过程中，利用 UDI 系统对每一道生产工序进行记录和监控。通过在生产设备上安装扫码设备，实时采集产品在各工序的生产数据，包括生产时间、操作人员、工艺参数等，并与 UDI 编码关联。这样，企业可以对生产过程进行全程追溯，分析生产过程中的质量波动原因，优化生产工艺。例如，某企业生产的输液泵在市场上出现故障投诉，通过 UDI 系统追溯生产过程，发现某一工序的装配工艺参数存在偏差，企业及时调整工艺参数，提高了产品质量稳定性。

（二）基于 UDI 的物流配送智能化管理

1. 库存管理优化

在医疗器械物流配送环节，利用 UDI 系统实现库存的精准管理。物流企业和经销商通过扫描产品的 UDI 码，实时更新库存信息，掌握库存数量、位置和有效期等情况。同时，基于 UDI 数据的分析，能够实现库存的智能预警和补货建议。例如，当某类医疗器械库存数量低于安全库存水平时，系统会自动发出预警，提醒管理人员及时补货；根据历史销售数据和 UDI 数据的关联分析，预测不同地区、不同医疗机构对医疗器械的需求，优化库存布局，减少库存积压和缺货现象。

2. 物流配送路径优化

借助 UDI 系统和物联网技术，对医疗器械的物流配送过程进行实时跟踪和监控。在运输车辆上安装 GPS 定位设备和 UDI 扫码设备，实时采集产品的运输位置和状态信息，并与 UDI 编码关联。物流企业可以根据这些信息，优化配送路径，提高配送效率，以确保医疗器械按时、安全送达目的地。例如，某医疗器械物流企业在配送高值耗材时，通过实时跟踪 UDI 码信息，发现某条配送路线出现交通拥堵，及时调整配送路径，避免了产品延误，保障了医疗机构的正常使用。

（三）基于 UDI 的医疗机构信息化管理

1. 医疗器械入库与验收管理

医疗机构在接收医疗器械时，通过扫描产品的 UDI 码，快速完成入库操作，并与采购订单进行比对，确保入库产品的准确性。同时，利用 UDI 系统中的产品信息，进行产品验收，包括产品的规格、型号、生产日期、失效日期等，以提高验收效率和准确性。例如，某医院在采购一批一次性注射器时，通过扫描 UDI 码，系统自动识别产品信息，并与采购订单进行匹配，快速完成入库验收工作，以减少了人工核对的时间，降低了错误率。

2. 医疗器械使用与追溯管理

在医疗机构内部，对医疗器械的使用过程进行 UDI 追溯管理。医护人员在使用医疗器械时，通过扫描 UDI 码，记录使用时间、使用科室、使用人员等信息。一旦发生医疗器械不良事件，能够通过 UDI 系统迅速追溯到产品的来源、生产过程以及使用情况，为事件调查和处理提供依据。例如，某医院在使用某品牌的血液透析设备时，发现部分患者出现不良反应，通过追溯 UDI 码，确定了该批次设备的生产批次和流向，及时采取措施，保障了患者安全。

（四）基于 UDI 的监管与数据分析创新

1. 监管协同与信息共享

监管部门通过建立统一的 UDI 数据平台，实现与医疗器械生产企业、经营企业、医疗机构等各参与方的信息共享和监管协同。各参与方将与 UDI 相关的数据上传至平台，监管部门可以实时获取医疗器械全供应链的信息，进行综合分析和监管决策。例如，在对某类医疗器械进行专项检查时，监管部门通过 UDI 数据平台，快速查询到该类医疗器械在生产、流通和使用环节的相关信息，包括生产企业的生产批次、销售流向，以及医疗机构的使用情况等，为监管执法提供了有力支持。

2. 数据分析与风险预警

利用大数据分析技术，对 UDI 系统中的海量数据进行挖掘和分析，识别医疗器械行业的潜在风险和质量趋势。通过建立风险预警模型，对可能出现质量问题的医疗器械进行提前预警，指导监管部门和企业采取预防措施。例如，监管部门通过分析 UDI 数据中的不良事件报告、产品召回信息以及生产企业的质量控制数据，发现某类医疗器械在连续几个批次中出现同一类型的质量问题，及时发出风险预警，要求企业进行整改，避免了更大范围的质量事故发生。

四、UDI 创新应用的实施挑战与应对措施

（一）实施挑战

1. 技术与系统集成难题

医疗器械全供应链涉及众多企业和机构，其信息系统各不相同。在实施 UDI 创新应用时，需要将 UDI 系统与现有的生产管理系统、物流管理系统、医疗机构信息系统等进行集成，这面临着技术接口不兼容、数据格式不一致等问题。例如，一些小型医疗器械生产企业的信息系统较为陈旧，缺乏标准化的接口，难以与 UDI 系统进行无缝对接，增加了实施难度和成本。

2. 企业成本增加

实施 UDI 系统需要企业投入一定的资金用于设备采购、系统升级、人员培训等方面。对于一些中小企业来说，这些成本可能构成较大负担。例如，企业需要购买 UDI 编码生成设备、扫码设备，对员工进行 UDI 系统操作培训，同时可能需要对现有的信息系统进行改造升级，这些都需要大量的资金投入。

3. 数据安全与隐私保护问题

UDI 系统涉及大量医疗器械的敏感信息，包括产品质量数据、患者使用信息等。在数据共享和传输过程中，存在数据泄露、篡改等安全风险，如何保障数据的安全和隐私成为实施过程中的重要挑战。例如，医疗机构在将医疗器械使用数据上传至 UDI 数据平台时，需要确保患者信息的隐私不被泄露，同时防止数据被恶意篡改。

（二）应对措施

1. 加强技术支持与标准制定

政府和行业协会应加强对医疗器械企业和相关机构的技术支持，制定统一的 UDI 系统集成标准和规范，引导企业按照标准进行系统改造和集成。同时，鼓励

技术服务提供商开发针对不同信息系统的UDI集成解决方案，以降低企业的实施难度和成本。例如，组织专家团队为企业提供技术咨询和培训服务，以帮助企业解决系统集成过程中遇到的技术问题。

2. 提供政策支持与资金补贴

政府可以出台相关政策，对实施UDI创新应用的企业给予一定的资金补贴和税收优惠，以减轻企业的成本负担。例如，设立UDI实施专项补贴资金，对购置UDI相关设备、进行信息系统升级改造的企业给予一定比例的补贴；在税收方面，对实施UDI的企业减免部分相关税费，鼓励企业积极参与UDI系统的建设和应用。

3. 强化数据安全管理

建立健全数据安全管理制度，采用先进的数据加密技术、访问控制技术和数据备份技术，以保障UDI系统中数据的安全和隐私。例如，对传输中的数据进行加密处理，防止数据被窃取；通过设置严格的用户权限，确保只有授权人员能够访问和修改相关数据；定期对数据进行备份，防止数据丢失。同时，加强对数据安全的监管，对违反数据安全规定的行为进行严厉处罚。

五、案例分析

（一）基于UDI应用的医疗器械经营管理

医疗器械经营企业作为承接上游厂家和下游客户或终端医疗机构的枢纽，在医疗器械管理中需关注实物流和信息流的一致。实物流是指医疗器械从上游厂家或供应商到经营企业仓库再到下游客户或终端医疗机构实物流动的过程；随着实物的流转，通过手工录入或信息系统录入的方式记录医疗器械的出入库信息形成信息流。《医疗器械经营质量管理规范》要求，经营第三类医疗器械的企业应当具有符合医疗器械经营质量管理要求的计算机信息管理系统，系统要具有建立医疗器械产品信息、生产企业信息、供货者信息、购货者信息等基本信息数据库的功能，要具有对供货者、产品、购货者合法性和有效性等首营审核控制的功能。由于上游厂家、下游客户或医疗机构使用的信息系统与经营企业所使用的信息系统各不相同，要保证信息流的高效精准流转，拥有一个统一的产品“身份证”信息就至关重要。UDI的出现能将医疗器械供应链各个环节相关联，使其成为一个整体，有望打破产品在生产、流通、使用和监管环节的信息不对称，加强医疗器械全生命周期的管理。

UDI-DI 能够满足规格型号层次的唯一性，UDI-DI 和 UDI-PI 联合使用可以满足对特定医疗器械批次、单个产品、生产日期、失效日期的识别需求。基于 GS1 标准的 UDI 格式如表 5-1 所示。在 GS1 标准体系中，DI 相当于零售商品编码（GTIN），其结构遵循国家标准 GB 12904《商品条码零售商品编码与条码表示》；PI 由应用标识符（AI）标识，国家标准为 GB/T 16986《商品条码应用标识符》。医疗器械产品主要涉及的应用标识符包括批号应用标识符 AI（10）、生产日期应用标识符 AI（11）、失效日期应用标识符 AI（17）、序列号应用标识符 AI（21）。

表 5-1 发码机构 GS1 数据分隔符、标识对象及数据类型

发码机构	整体分隔符（应用标识符）	标识对象	数据类型
GS1	（01）	UDI-DI	数字
GS1	（11）	生产日期	数字 [YYMMDD]
GS1	（17）	失效日期	数字 [YYMMDD]
GS1	（10）	批号	字母数字
GS1	（21）	序列号	字母数字

1. 企业信息化系统升级改造

由于医疗器械品种丰富，不同厂家的追溯编码没有统一标准，高值耗材和低值耗材的管理要求各不相同，经营企业在对医疗器械进行日常管理中也遇到一些问题和困难。在推进 UDI 应用的实践中，Y 公司积极进行信息系统的改造，在首营产品主档信息录入环节增加 UDI-DI 码的维护；在基于 UDI 编码的 ERP 和 WMS 系统中应用出入库扫码程序，实现基于 UDI-PI 层级的解析，在实际操作中能识别医疗器械的生产日期、失效日期、批号、序列号等信息，并设计了对于 UDI-PI 部分扫码识别的解析规则维护，实现 WMS 系统与 ERP 系统的数据同步。

Y 公司经营产品的 UDI 多数是基于 GS1 标准，UDI 数据载体形式以一维条码和二维条码为主。在采购产品进入仓库后，收货时会通过扫 UDI 码对照采购记录、随货同行单据，并与到货产品逐一核对，完成产品验收工作后，根据产品验收结论进入对应库位；产品出库时通过扫 UDI 码，检验复核产品的型号、批号等是否正确，核对无误后进行打包交付。在产品退货、召回、失效期移库等工作中均可应用 UDI 扫码程序进行管理，这极大地提高了出入库、盘点信息采集、召回

追溯等的时效性和准确性。

2. 与国家 UDI 数据库的对接实践

（1）实施方案。在经营企业自身信息化升级改造的过程中，与国家 UDI 数据库的对接尤为重要，Y 公司采取的具体实践措施有：①对接 UDI 数据库，实现数据下载；②建立 UDI 本地库，每天定时获取国家 UDI 库中的数据，存储于本地数据库，通过注册人 / 备案人名称、注册证号、产品名称、规格型号等关键信息，将公司本地数据库的数据与 UDI 数据库中的产品信息进行对码，如发现差异数据触发邮件发送给业务和质量管理人员进行核查。

（2）采用的技术。通过 API 接口的方式获取医疗器械产品标识及相关信息的数据，在 SpringBoot 框架下进行开发，定时器每个月的第一天调用药监接口，使用 Postman 测试工具，以 RESTful 风格的方式，请求 P001 连通性测试，根据状态码，确认本地可以调用药监 URL 链接，调用授权 API 获取访问令牌，使用访问令牌调用标识 API，返回结果，储存到本地数据库，定时器对本地新增的 UDI 和储存的药监数据进行比对，异常数据生成 Excel 文件方式发送邮件。

（3）实现的效果。对照表记录了 UDI-DI 码的商品相关信息、注册 / 备案人名称、对比错误原因等信息。Y 公司在 UDI 实践过程中发现一些问题，比如国家 UDI 数据库中无相关数据、注册人 / 备案人名称不一致等情况。UDI 数据库系统推行还处于初步阶段，数据的规范性和准确性需要注册人及时上传数据和维护数据，供应链各环节及监管部门需要协同与监督。随着数据库的数据增多以及生产、经营、使用、监管各环节应用和探索加深，比对成功率会进一步上升。

3. 与外部系统对接

在探索与医疗器械注册人、使用单位、监管部门的协同机制方面，Y 公司目前与包括生产厂家、下游客户、三方仓储单位、物流配送单位等都建立了系统接口，在信息传递和追溯上实现了高效整合。

（二）心脏介入产品全供应链及库存管理 UDI 创新应用实践

1. 带量采购产品调度系统的价值和可实现的功能

2019 年 7 月 31 日，国务院办公厅发布《关于印发治理高值医用耗材改革方案的通知》，提出对于临床用量较大、采购金额较高、临床使用较成熟、多家企业生产的高值医用耗材，按类别探索集中采购，鼓励医疗机构联合开展带量谈判采购，积极探索跨省联盟采购。随后，国家医疗保障局（以下简称“国家医保局”）准备在总结各地试点经验基础上推动更大范围内的高值医用耗材带量采购。2019年12月5日，国家医保局在对十三届全国人大二次会议第1209号建议的答复中指出下一步将选取重点品种实施“带量采购”的试点工作，以降低高值医用耗材的价格，惠及百姓。2020年5月7日，国家医保局向地方医保局发布通知，要求省级平台报送冠脉支架、冠脉球囊、人工晶体三类产品2019年采购价格和采购量。2020年7月3日，国家医保局发布《国家组织冠脉支架集中带量采购方案（征求意见稿）》公开征求意见，将从冠脉支架入手探索开展国家组织高值医用耗材集中带量采购。

2020年9月30日，国家药监局、国家卫生健康委、国家医保局三部门联合发布了《关于深入推进试点做好第一批实施医疗器械唯一标识工作的公告》（2020年第106号），要求第一批实施唯一标识的医疗器械注册人于2021年1月1日起，严格按照《医疗器械唯一标识系统规则》等有关要求开展产品赋码、数据上传和维护等工作，并对数据真实性、准确性、完整性负责。冠脉支架作为第一批唯一标识的试点产品，同时也是第一个国家带量采购的品种，在加强医疗器械全生命周期管理及追溯上具有重要意义。

江苏省医保局信息显示，2020年10月16日，国家组织高值医用耗材联合采购办公室发布《国家组织冠脉支架集中带量采购文件》，市场一直关注的国家高值耗材带量采购政策正式发布。根据光明网报道，国家组织冠脉支架集中带量采购于2020年11月初产生中选结果，10个中选品种均价降幅超90%。2020年11月5日，国家组织冠脉支架集中带量采购结果在天津开标。中国高值耗材行业正式进入带量采购时代。

实施医疗器械唯一标识工作就是将单价和资源消耗占比相对较高的高值医用耗材作为重点，制定医疗器械唯一标识系统规则，逐步统一全国医保高值医用耗材分类与编码，给每一种高值医用耗材做一个“唯一标识”，如同“身份证”，探索实施高值医用耗材注册、采购、使用等环节规范编码的衔接应用。建立高值医用耗材价格监测和集中采购管理平台，加强统计分析，做好与医保支付审核平台的互联互通。建立部门间高值医用耗材价格信息共享和联动机制，强化购销价格信息监测，最终实现高值医用耗材价格形成机制，降低虚高价格的目的。

医疗器械唯一标识工作完成后，建立高值医用耗材基本医保准入制度，实行高值医用耗材目录管理，健全目录动态调整机制，及时增补必要的新技术产品，退出不再适合临床使用的产品。逐步实施高值医用耗材医保准入价格谈判，实现“以量换价”。按照带量采购、量价挂钩、促进市场竞争等原则探索高值医用耗材分类集中采购。所有公立医疗机构采购高值医用耗材须在采购平台上公开交易、阳光采购。对于临床用量较大、采购金额较高、临床使用较成熟、多家企业生产的高值医用耗材，按类别探索，集中采购，鼓励医疗机构联合开展带量谈判采购，积极探索跨省联盟采购。

结合医保基金支付能力、患者承受能力、分类集中采购情况、高值医用耗材实际市场交易价格等因素，充分考虑公立医疗机构正常运行，研究制定医保支付政策；科学制定高值医用耗材医保支付标准，并建立动态调整机制。已通过医保准入谈判的，按谈判价格确定医保支付标准。对类别相同、功能相近的高值医用耗材，探索制定统一的医保支付标准。医保基金和患者按医保支付标准分别支付高值医用耗材费用，引导医疗机构主动降低采购价格。

带量采购带来流通环节的利润空间压缩，倒逼上游厂家、物流平台、配送商对集中采购产品进行供应链整合和高效协同。协同的基础是信息的透明，因此就有了打造一套全能量、全要素获取流通链条数据的系统需求。

Y 公司自主设计开发的高值耗材调度管理系统是一个打通从厂家到配送商，最终到达医疗机构的供应链通道，是对包括带量采购产品在内的高值耗材进行供应链整合和高效协同的系统。通过该系统可以实现全渠道高值耗材产品库存的实时获取，这不仅提高了信息的透明度，还及时准确地掌握了终端使用数据，降低了全供应链的总库存并保持良好的供货满足率，同时也降低了配送商的交易成本，使其能投入更多资源在临床技术服务上。

2. 主要功能模块说明

高值耗材调度系统（以下简称调度系统）支持以多种形式（PC/ 小程序）采集从生产企业、配送企业、医疗机构各类渠道的流向数据，对流通渠道各环节进行安全库存动态计算设置和调度管理，并通过 PC 终端、微信小程序等多种展现形式为用户提供高效、准确的信息系统技术服务支持。调度系统在设计思想、系统架构、采用技术、选用平台上均具有一定的先进性、前瞻性。可以实现以下功能：① 数据采集。包括公司从生产企业采购、发货给配送企业、配送企业发货给医疗机构、医疗机构使用量等各类渠道的流向数据。② 备货预警。对流通渠道各环节进行安全库存动态计算设置。③ 调度管理。针对区域和终端医疗机构的库存不均衡情况进行统筹协调。

3. 基于 UDI 调度系统的库存管理优势

调度系统基于 UDI 进行产品的流向追溯和库存管理。通过与 ERP 系统的接口导入从上游采购的数据和向下游配送商发货的数据，包括与 UDI–DI 相映射的货品号、规格型号，以及与 PI 相对应的批号及序列号信息。配送商在系统内记录向医院的发货记录，数据字段包括发货仓库、发货单号、发货日期、货品号、批号、序列号、生产日期、有效期等。当医院实际使用产品后，配送商可在调度系统内操作，数据字段同样是到货品号、批号和序列号层级。调度系统内设动态缓冲库存设置逻辑，在主仓库存、配送商主仓库存、医院库存的目标库存水位低于设定值时，系统进行 Y 公司主仓和配送商主仓预警补货提醒，确认后自动生成补货订单。当各级仓库库存水位高于设定值时，系统进行异常监测，提示管理者进行调度管理。在调度系统内，Y 公司主仓、配送商仓、医院仓三级库存管理和预警的颗粒度均细化到 UDI 中的 PI 层级。

总之，UDI 系统的推广实现了医疗器械全生命周期追溯的要求，从生产端到医疗机构端通过“一物一码”的关联、共享和整合实现了全流程追溯。对于经营企业而言，通过建立 UDI 系统，运用信息化手段可以实现对经营环节的产品进行快速精准识别，并能够完善产品经营管理，高效协同厂家召回处理问题产品，以提升质量监管水平。基于 UDI 系统优化进销存管理，能够加强上下游的信息联动，并能够利用唯一标识实现产品供应链的透明化、可视化和智能化。

参考文献

[1] 曾闻如，马思雨，王金毅，等．医疗器械唯一标识在医院耗材管理中的应用与挑战 [J]. 中国医院建筑与装备，2025，26（3）：2–9.

[2] 徐影，祝睿，龚顺军，等．医疗器械唯一标识（UDI）国内外发展动态及应用前景 [J]. 中国医院建筑与装备，2025，26（3）：15–20.

[3] 董丹丹，朱阁磊，杨盛林．医疗器械注册质量管理体系核查的常见问题 [J]. 质量与认证，2025（3）：102–104.

[4] 郝志超．医疗器械企业成本管理改进方法探究 [J]. 中国集体经济，2025（7）：81–84.

[5] 国家药监局：将加强近视控制弱视治疗类医疗器械产品管理 [J]. 中国眼镜科技杂志，2025（3）：82.

[6] 胡琪．基层医疗机构医疗器械管理现状及管理方法探讨 [J]. 中国设备工程，2025（4）：60–62.

[7] 陈海玲，杜文燕，丁火珍，等．基于彩色器械图谱和视频指导的医疗器械电子数据库在腔镜器械管理中的应用 [J]. 中国医疗器械信息，2025，31（4）：161–163.

[8] 陈玉玲，杨珊棠，林婉鸿．低温等离子体灭菌器联合全程质控管理在消毒供应中心的应用效果 [J]. 中国医疗器械信息，2025，31（4）：168–170.

[9] 葛鑫，王宏杨．医疗器械生产企业质量管理体系优化策略研究——基于《医疗器械生产质量管理规范》的合规性审查 [J]. 黑龙江医药，2025，38（1）：75–78.

[10] 孟芸，易力，赵佳，等．我国医疗器械标准组织发展现状和思考 [J]. 中国药事，2025，39（2）：149–154.

[11] 杨成乐，陈朋刚，刘斌，等．医疗器械电磁兼容检测风险研究 [J]. 中国医疗器械信息，2025，31（3）：32–36.

[12] 王晓敏．探讨大型医疗器械维修方面存在的问题及解决对策 [J]. 中国医

疗器械信息，2025，31（3）：155–158.

[13] 翟文雅 . 风险管理在医疗器械质量管理中的实践探究 [J]. 中国医疗器械信息，2025，31（3）：67–70.

[14] 党玺芸，汤智，袁秦，等 . 基于微信小程序的医疗器械检测机构设备管理系统的设计与实现 [J]. 中国医疗设备，2025，40（2）：59–66.

[15] 罗英腾 . 关于医院医疗器械设备维修与管理的探讨 [J]. 模具制造，2025，25（2）：244–246.

[16] 干芹 . 新时期医疗器械企业财务管理问题与优化措施 [J]. 活力，2025，43（2）：76–78.

[17] 徐方明 . 可沥滤物允许限量的建立在医疗器械安全性评价中的作用 [J]. 中国医疗器械杂志，2025，49（1）：103–110.

[18] 许江滨，巩孔臻，赵玉娟，等 . 基于真实世界数据的吻合器不良事件风险管理研究 [J]. 医疗装备，2025，38（2）：31–35.

[19] 吴娟 . 数字化管理模式对医院消毒供应中心复用医疗器械的应用效果分析 [J]. 中国医疗器械信息，2025，31（2）：177–179.

[20] 刘平 . 医院医疗器械维修管理的难点及改进措施 [J]. 中国医疗器械信息，2025，31（2）：158–160.

[21] 黄鹏，晋文聪，李明桂 . 基于 SpringBoot 和 Vue 的医疗器械管理系统的设计与实现 [J]. 信息与电脑，2025，37（2）：155–157.

[22] 杨喜东，赵宏平，李永红，等 . 无源植入类医疗器械产品留样管理分析 [J]. 中国医学工程，2025，33（1）：85–88.

[23] 王越，江潇，崔乐，等 .《关于规范医疗器械产品分类界定工作的公告》修订内容深度剖析与技术展望 [J]. 产业与科技论坛，2025，24（2）：221–224.

[24] 韩晶晶，佟晓城 . 医院可疑医疗器械不良事件监测与上报管理 [J]. 中国医疗器械信息，2025，31（1）：77–79.

[25] 刘佳丽，吴玉蓉 . 消毒供应室医疗器械清洗质量的影响因素及强化质控管理的作用 [J]. 中国医疗器械信息，2025，31（1）：165–167.

[26] 李亚俊，侯俊杰，邵曼，等 . 医疗器械物料平衡在质量控制中的应用 [J]. 中国医疗器械信息，2025，31（1）：99–102.

[27] 戎善奎，郭月，崔乐，等 . 浅析美容用途有源器械的属性界定 [J]. 中国

医疗器械信息，2025，31（1）：10–12，16.

[28] 崔佳，余洋，周明，等 . 基于风险管理理念的植入性医疗器械结构化检查模型研究 [J]. 中国食品药品监管，2025（1）：58–73.

[29] 戴东强 . 深入实施市场监管“五大工程”为天津高质量发展贡献市场监管力量 [J]. 中国市场监管研究，2025（1）：9–13.

[30] 铉亚欣，王树涛 . 现代化管理理念下的医院医疗器械维修管理策略 [J]. 医疗装备，2025，38（1）：47–50.

[31] 谢俊 . 协同理论视角下医疗器械企业的全面预算绩效管理 [J]. 绿色财会，2025（1）：32–36.

[32] 高梅娟 . 风险管理在医疗器械质量管理设计转移中的运用分析 [J]. 质量与认证，2025（1）：110–113.

[33] 孙洪，沈璐，陆侦叶 .FMEA 理论结合 FOCUS–PDCA 模式对消毒供应中心复用医疗器械管理质量的影响 [J]. 中国医疗设备，2025，40（1）：98–103.

[34] 韩韬 . 医院医疗器械不良事件监测存在的问题及对策研究 [J]. 中国设备工程，2024（24）：168–170.

[35] 邝小明 . 加强医疗器械校准过程质量控制与风险管理筑牢安全防线 [J]. 中国质量万里行，2024（12）：62–63.

[36] 魏丽君，诸莉敏，林雪娟，等 . 消毒供应中心外来医疗器械质量管理评价指标体系的构建 [J]. 护理与康复，2024，23（12）：59–64.

[37] 杨倩，邸雪燕，高桃花，等 . 消毒供应中心对外来医疗器械精细化分类管理效果观察 [J]. 智慧健康，2024，10（35）：180–183.

[38] 郭军，霍英恺，任建峰，等 . 有源医疗设备维护维修中风险识别及预警体系研究 [J]. 中国医学装备，2024，21（12）：161–166.

[39] 李娜，罗恒，王宇，等 . 追踪方法学与失效模式及效应分析在医疗器械集中管理中的应用效果观察 [J]. 中国消毒学杂志，2024，41（12）：932–934，940.

[40] 张伟 . 加强医疗器械管理降低医疗风险探讨 [J]. 中国设备工程，2024（23）：55–57.

[41] 孙锋 . WC 医疗器械公司市场营销策略研究 [D]. 西安：西安理工大学，2024.

[42] 李文静 . Y 医疗器械公司发展战略研究 [D]. 桂林：广西大学，2024.

[43] 钱怡菲 . 轻资产运营模式对医疗器械企业的价值创造影响研究 [D] . 上海：上海师范大学，2024.

[44] 潘成 .P 公司医疗器械研发项目进度管理优化研究 [D]. 长春：吉林大学，2024.

[45] 周科润 . G 医疗器械公司营销策略研究 [D]. 广州：广州大学，2024.

[46] 覃志乾 .SJ 医疗器械有限公司发展战略研究 [D]. 桂林：广西大学，2024.

[47] 孟楠 .HB 医疗器械公司营运资金管理优化研究 [D]. 郑州：河南工业大学，2024.

[48] 周婧 .Y 医疗器械公司数字化转型战略研究 [D]. 南昌：江西财经大学，2024.

[49] 刘泽璨 . C 医疗器械公司财务风险管理研究 [D]. 上海：上海外国语大学，2024.

[50] 刘欢 . 基于灰色综合分析的医疗器械企业质量管理评价与设计开发过程改进 [D]. 南京：南京工业大学，2024.

[51] 于雪 . 医疗器械企业 M 公司跨国并购风险管理研究 [D]. 佛山：佛山科学技术学院，2024.

[52] 喻涵湘 . 基于 OPM 战略的 ×× 医疗器械企业营运资金管理绩效研究 [D]. 重庆：重庆理工大学，2024.

[53] 罗潇 .TJ 医疗器械生产企业物料采购管理优化研究 [D]. 兰州：兰州理工大学，2024.

[54] 戴加惠 . 医疗器械临床试验绩效评价及质量管理指标体系研究 [D]. 合肥：安徽医科大学，2024.

[55] 刘弟康 . JY 公司医疗器械质量管理体系优化研究 [D]. 成都：四川师范大学，2023.

[56] 陈敏佳 . M 医疗器械公司分销商库存管理改进研究 [D]. 上海：上海外国语大学，2024.

[57] 谢靖宇 . S 医疗器械研发公司供应商管理改进研究 [D]. 上海：上海外国语大学，2024.

[58] 门秋莉 .B 医疗器械公司新产品研发项目管理后评价研究 [D]. 石家庄：河

北地质大学，2024.

[59] 王秋纯 . 常州市天宁区大数据支持医疗器械监管的问题与对策研究 [D]. 徐州：中国矿业大学，2023.

[60] 李华锋 . 陕西 PA 医疗器械公司公立医院客户关系管理改进研究 [D]. 西安：西安电子科技大学，2023.